浙派
中医药膳精要

浙派中医源远流长，流派纷呈，

不仅于内、外、妇、儿、伤寒、温病等科建树颇多，

对于浙地药膳、养生保健亦有很多创见。

本书在历代医家研究的基础上，以体质为纲，分类整理浙派中医药膳，

一方面使浙派药膳系统化、规范化，更好地服务临床、服务社会，

另一方面通过对浙派中医药膳的整理，进一步丰富浙派中医的内涵。

浙派

中医药膳精要

主　审　宋捷民

主　编　杨敏春

副主编　金肖青　张慰

　　　　汪　涛　杨维佳

编　者　（按姓氏笔画排序）

　　　　万晓青（浙江医院）

　　　　马晔琳（浙江医院）

　　　　叶宜静（浙江医院）

　　　　朱祁诺（元释堂）

　　　　任璇璇（浙江医院）

　　　　华　洁（浙江医院）

　　　　杨铭窈（浙江中医药大学）

　　　　宋　梦（空军杭州特勤疗养中心）

　　　　孟晓翠（浙江医院）

　　　　徐　卉（浙江省青春医院）

　　　　路晨雯（浙江医院）

　　　　熊艳华（浙江医院）

人民卫生出版社

·北京·

图书在版编目（CIP）数据

浙派中医药膳精要 / 杨敏春主编. — 北京：人民卫生出版社，2022.9

ISBN 978-7-117-33237-8

Ⅰ.①浙… Ⅱ.①杨… Ⅲ.①药膳－浙江 Ⅳ.①R247.1

中国版本图书馆 CIP 数据核字（2022）第 101472 号

人卫智网	www.ipmph.com	医学教育、学术、考试、健康，购书智慧智能综合服务平台
人卫官网	www.pmph.com	人卫官方资讯发布平台

浙派中医药膳精要

Zhepai Zhongyi Yaoshan Jingyao

主　　编：杨敏春
出版发行：人民卫生出版社（中继线 010-59780011）
地　　址：北京市朝阳区潘家园南里 19 号
邮　　编：100021
E - mail：pmph @ pmph.com
购书热线：010-59787592　010-59787584　010-65264830
印　　刷：北京顶佳世纪印刷有限公司
经　　销：新华书店
开　　本：889×1194　1/32　印张：6
字　　数：179 千字
版　　次：2022 年 9 月第 1 版
印　　次：2022 年 9 月第 1 次印刷
标准书号：ISBN 978-7-117-33237-8
定　　价：26.00 元

打击盗版举报电话：010-59787491　E-mail：WQ @ pmph.com
质量问题联系电话：010-59787234　E-mail：zhiliang @ pmph.com
数字融合服务电话：4001118166　E-mail：zengzhi @ pmph.com

　　《黄帝内经·素问·异法方宜论》中记载："黄帝问曰：医之治病也，一病而治各不同，皆愈，何也？岐伯对曰：地势使然也。"就是说，一方水土养一方人，同样的疾病，不同地域的人发病特点不一样，因而中医调治方法也不一样。如"东方之域，天地之所始生也，鱼盐之地，海滨傍水。"意思是，东部地区鱼盐丰富，经济发达，但水湿之气也多。尤其浙江一带经济发达，人们生活节奏快、压力大，居民体质偏气虚、湿热和气郁。故而药膳的调理上也要因时、因地、因人制宜，补虚而不助湿，养正而避壅滞。

　　浙江省地处中国东南沿海，属亚热带季风气候，森林覆盖率约为61%。药用动物、植物、矿物资源丰富，多达 2 385 种（包括畲药 1 027 种）。"浙八味"（白术、白芍、浙贝母、玄参、麦冬、杭白菊、延胡索、郁金）和新"浙八味"（石斛、衢枳壳、乌药、三叶青、覆盆子、前胡、灵芝、西红花）更是闻名海内外。丰富的中草药资源成就了各具流派特色的药膳。

　　滋阴派，力倡"茹淡节养"之说，用甘淡，远厚味，避痰火，以养难成易亏之阴。温补学派，主张"命门学说"，喜用甘温之药食，如熟地黄、枸杞子、鹿茸、鹿肉，而资养先天之精。温病学派，以存阴液为先，善用梨、莱菔子等甘寒之品，以养津液。而金华磐安一地，药材资源丰富，当地人借此发展药膳产业，已闻名省内外。总之，药膳是防病治病的重要部分。

　　本书作者杨敏春是浙江省医坛新秀，对药膳颇有研究。作者年轻有为、勤奋好学，是在临床跟我多时的学生之一，又是我工作室的骨干成员。她在临证问诊时亦详细询问患者饮食，并制作了饮食禁忌手册，因时、因地、因人而告知注意事项，对患者真是尽心尽责。"药不在贵，对症则灵；食不在补，适口为珍"，她因憾浙派药膳珠玉散落，又念医者运用药膳之重要，故择其效、简、精者串之。

欣闻杨敏春主任的《浙派中医药膳精要》即将出版，能助浙派药膳之繁盛，使民食有所依、膳有所据，更助疾病之速愈，乐为之序。

葛琳仪

2022 年 3 月

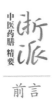

前言

随着我国社会老龄化的加速，广大人民群众对养生保健的需求日益增长。药膳是中医养生、保健以及治疗疾病的重要手段。中医自古以来就有食疗的传统，《周礼》中有"食医"之官，司职周天子的饮食及食疗。《黄帝内经·素问·五常政大论》载有："药以祛之，食以随之""谷肉果菜，食养尽之"等论述，《黄帝内经·素问·脏气法时论》亦云："毒药攻邪，五谷为养，五果为助，五畜为益，五菜为充，气味合而服之，以补精益气"。明确指出药物和饮食的合理结合是治疗疾病以及养护生命的重要保障。食疗、药膳成为中医不可分割的组成部分。

浙派中医源远流长、流派纷呈，不仅于内、外、妇、儿、伤寒、温病等科别建树颇多，于浙地药膳、养生保健亦有很多创见。浙江一带，地处吴越卑湿之地，虽然四季分明，然而春多阴湿、夏多酷暑、秋多燥火、冬多严寒，其人多湿热、多相火，亦多虚、多寒。针对浙江的地域、气候及浙江人的体质特点，各派医家纷纷提出了各自的食疗药膳思想。

滋阴派朱震亨，在《格致余论》中提出的"节食、茹淡"以养胃气，食养因人而异的思想，对食疗药膳的发展起到了巨大的推动作用，其重视胃气的思想亦为后世所尊奉。

温补学派的代表人物张景岳，力主"命门学说"，强调固护肾中精气，把食疗药膳作为温补元气的重要手段，其创立的"蟠桃果""法制黑豆"等仍被后世所沿用，以补益肾中精气之衰。

温病学派在疾病治疗过程中强调对阴液的固护，因此对于梨汁、西瓜汁等食疗药膳方的运用尤为重视。如王孟英在《王氏医案》中称，梨汁名为"天生甘露饮"，用于救津尤佳，其中更有因误服温散药而病剧，除药物治疗外，共啖梨 300 余斤而愈者；亦有以橄榄、生莱菔子做"青龙白虎汤"，主治咽喉肿痛。

至于当代，浙派中医药膳得到了进一步发展，既有名医验方的涌现，如"三两半""过敏体质调体药膳"等，又有地域特色药膳产业的形成，如磐安药膳、德清药膳。虽然浙派中医关于药膳的论述从其立论基础、施膳原则到具体的药物、处方、宜忌等，均有详尽的论述，有专篇亦有专论，但却散在医家全书或者论著中，或见于本草著作某条文下，或见于序言中，或见于医话按语中，知识点零碎，缺乏连贯性和系统性，未能集中体现浙派的地域特色及传承精粹。

有鉴于此，在历代医家研究的基础上，本书分类整理了浙派中医药膳，一方面使浙派药膳系统化、规范化，更好地服务临床、服务社会，另一方面通过对浙派中医药膳的整理，进一步丰富浙派中医的内涵。

由于编者学识所限，在编写过程中，虽数易其稿，仍难免有错漏之处，还请诸位同道及读者不吝斧正。

2022 年 5 月

中医药膳精要 浙派

目录

第一章

理论渊源

丹溪学派

朱震亨与《食物本草》

朱震亨，字彦修，元代著名医学家，因其故居有条美丽的小溪，名"丹溪"，学者遂尊之为"丹溪翁"或"丹溪先生"。他融诸家之长为一体，力倡"阳常有余，阴常不足"之说，创阴虚相火病机学说，阐明人体元精之重要，其学派被称为"丹溪学派"。

明代《食物本草》的作者历来颇有争议，或有卢和、汪颖、薛己之别，或不著撰人，因此，成书的年份也难以确定。考证认为，此书当为明初卢和撰（约公元 1500 年前后）。卢和（约公元 1436 年—公元 1505 年），明代丹溪派名医，著有《丹溪纂要》《食物本草》《儒门本草》等传世著作。他在医学思想上，推崇朱丹溪，如《丹溪纂要》一书，是他通过学习体会朱丹溪著述而予以注释之作。《食物本草》共 4 卷，选取药食两用之品，包括谷类、蔬菜、水果、禽鸟、水生物并鱼类、动物及水、酒、作料等 387 种，分别记述其来源、性味功能、用法及禁忌，并收纳了很多中国古代观察与运用各种生物的知识，包括各种民俗及古代礼俗相关的记载，内容广泛丰富。此书有相当高的医学研究价值和实用价值，至今仍是中医食疗类著作的经典代表。

一、《食物本草》与丹溪曰

全书分为水、谷、菜、果、禽、兽、鱼、味八大类 387 种食物，见"丹溪云"或"丹溪曰"35 处，为卢和对朱丹溪著述的学习体会予以注释记录。全书共有以下 4 个特点。

一是首论阴阳，即论性热还是性冷，如在论述面、麸的特性时，其书中云："丹溪曰：面热而麸凉，若用麦以代谷，须晒令燥，以少水润之，春去外皮，煮以为饭，食之庶无面热之患。"并指出如何通过炮制以减少食物偏性的方法。次则论五行，属金还是属土；五味甘还是淡，咸还是酸。丹溪谓："茄属土，故甘而喜降火""枣属土而有火，味甘性缓""柿属金而有土，为阴而有收之意。止血治嗽，亦可为助。"将中药四气五味的理论用于总结食物的特点，对于食疗、养生均有重要的指导意义。此外，从诸多"丹溪曰"中也可略窥丹溪用甘淡、远温燥、固护阴气的食养理念。

二是重视炮制先后性味的改变，如"香油须炒芝麻取之，人食之美，不致病。若又煎炼食之，与火无异。"

三是重视三因制宜，如"东南地卑湿，禀气薄，土生火宜也"是因地；浆水"薄暮食之，去睡，理脏腑"是因时；面筋"又北人禀厚少湿，宜其常食而不病也"是因人。

四是重视食多的害处，体现"节养"，如"蜜喜入脾，食多之害必生于脾。""大麦，久食多食，能消肾，戒之。"

二、饮食节养的学术思想

从《食物本草》所见丹溪的食养理念，与丹溪"阳有余阴不足论"的学术思想是分不开的。朱丹溪撰《格致余论》，因"古人以医为吾儒格物致知一事"而得名，为丹溪医论集，是丹溪学术思想的集中体现。其中阐述了相火与人身的关系，提出保护阴血为摄生之本，列色欲、茹淡、饮食诸论，强调饮食起居的重要性。《格致余论》中各种饮食节养的思想均可在《食物本草》中找到佐证。

（一）茹淡

茹淡是丹溪养生学的重要内容，是朱丹溪"阳有余阴不足"思想在食疗、养生方面的具体表现。《格致余论》除在"茹淡论"中有专篇论述外，在"养老论""慈幼论"等重要医论中，也有不少关于茹淡养生的内容。茹淡既是丹溪"阴常不足"理论的延伸，也是养阴延寿的重要方法，受到后世医家的重视。

"茹淡论"中，丹溪将食物分为天赋之味与人为之味。"天之所赋者，若谷、菽、菜、果，自然冲和之味，有食人补阴之功。"所谓天赋之味，天然的、自然冲和的味道，能补益人体的阴气。《食物本草》非常推崇天然的谷物、蔬菜，言"五谷，乃天生养人之物""诸菜，皆地产阴物，所以养阴，固宜食之"，此书认为谷物、蔬菜最能养人之阴气，可见其对天然甘淡、冲和之味的推崇。所谓人为之味，"人之所为者，皆烹饪调和偏厚之味，有致疾伐命之毒，此吾子所疑之味也。"指盐、酱等调味品，属人为之味道，属厚味，亦需节制。丹溪自身"今年迈七十矣，尽却盐酰。"《食物本草》论盐，指出"多食伤肺喜咳，又令人失色肤黑，走血损筋"，食盐过多，则损伤血脉筋骨；论醋，亦指出"大抵醋不可多食，积久成病，凡气痛而食之，愈是大祸也"，食醋过多，则脾胃大伤。

此外，茹淡是防止饮食厚味之"毒"侵犯人体的重要措施。《丹溪心法·论倒仓法》"仓，积谷之室也。倒者，倾去积旧而洗濯，使之洁净也。经曰：胃为受盛之官，故五味入口，既入于胃，留毒不散，积聚既久，致伤冲和，诸病生焉。"指出饮食厚味之毒，可在体内留滞不散，积聚日久则致生诸病。而从《食物本草》中朱丹溪对蔬菜功用的推崇也可佐证此义，《食物本草·菜类》篇末"丹溪云：司疏泄者菜也。谓之蔬有疏通之义焉，食之则肠胃宣畅而无壅滞之患。"其中指出蔬菜具有疏通之功效，能疏通肠胃内饮食厚味之毒。

茹淡的另一重意思，即注重饮食的结构搭配，以谷为养、以蔬为助，节制肥鲜，"彼粳米甘而淡者，土之德也，物之属阴而最补者也。"谷物如粳米之类，禀土德之气，最为补阴。"惟可与菜同进，《经》以菜为充者……以菜助其充足，取其疏通而易化，此天地生物之仁也。"蔬菜疏通而容易消化。"《论语》曰：肉虽多，不使胜食气。《传》曰：宾主终日百拜，而酒三行，以避酒祸。此圣人施教之意也。盖谷与肥鲜同进，厚味得谷为助，其积之也久，宁不助阴火而致毒乎？"而肥鲜之品，若食之过多，则会导致痰火助长而损害人体。上述思想在《食物本草》中亦有体现，《食物本草·禽类》中丹溪曰："诸肉能助起湿中之火，久而生病"，直指节制肥鲜的缘由。"禽之肉虽益人，亦不宜多食也。"

（二）节养

"养老论"中，朱丹溪指出老年人精血俱耗、多见热证。更有内虚脾弱、阴津不足、性情急躁者，故饮食物消化较为困难，且阴虚易生虚火，又往往气郁生痰，易引发各种老年疾病，出现气、血、痰、郁的"四伤"症候。他在文中叙述了年老时出现的症状与保养方法，并根据"阳常有余，阴常不足"与重视脾胃的学术思想，强调老年人具有脾胃虚弱与阴虚痰郁的病理特点。因而进一步提出老人养生，"节养"二字为要诀。他指出，老人饮食调理，凡物性之热者，炭火制作者，气之香辣者，味之甘腻者，皆不可食。丹溪本人七十以后依旧神茂色泽。其母七十后行节养之法，甘于清淡饮食，其养生之妙唯在节养而已。朱丹溪节养的思想，从《食物本草》的字里行间，也可略窥一斑。

节养，在饮食上要注意以下 3 点。

1. 节制饮食，而不偏嗜

《黄帝内经·素问·至真要大论》云："夫五味入胃，各归所喜，故酸先入肝，苦先入心，甘先入脾，辛先入肺，咸先入肾。久而增气，物化之常也，气增而久，夭之由也。"五味不可偏嗜，使脏气不平。《食物本草》论蜜，丹溪云："蜜喜入脾，食多之害必生于脾"；论饴糖，丹溪云："大发湿中之热"，此甘味之害；论蜀椒，丹溪云："暑多食，令人乏气"，胡椒，"不宜多服，损肺"，此辛味之害。可见五味不可偏嗜，"以五味和五脏，此亦养生之一端"，调和五味意在调和五脏。

2. 饮食宜清淡、宜慢

"胃为水谷之海，清和则能受；脾为消化之器，清和则能运。"又说，五味之过，损伤阴气，饕餮厚味，化火生痰，是"致疾伐命之毒"。所以，老年人的饮食应该以清淡为主，要细嚼慢咽，这是老年人养阴的措施之一。谷物、蔬菜为天然甘淡之味，食之则养人之阴气；而禽类、鱼类，多食则生湿火。《食物本草·鱼类》中，丹溪曰："鱼在水无一息之停，食之动火。"《论鲫鱼》中，丹溪曰："诸鱼皆属火，惟鲫鱼属土，故能入阳明，有调胃实肠之功。多食亦能动火。"鲫鱼在诸多鱼类中最能补益肠胃，而多食亦致内生火热。

3. 蔬菜宜多，水果为助

"谷、菽、菜、果，自然冲和之味，有食（饲）人补阴之功。"

谷物、蔬菜、水果性味冲和，食之有补养人体阴液的作用。蔬菜有疏通肠胃之功，如萝卜，"下气消谷，去痰癖，利关节，炼五脏恶气"；韭菜，"安和五脏六腑，除胸中热，下气，令人能食"；芥菜，"除肾邪，利九窍，明耳目，安中，除邪气"；苋菜，"通九窍"；余如胡荽、冬葵、秋绿菠菜、莙荙菜、荠菜等均有通利之功。而诸果，"皆地产阴物……阴物所以养阴，人病多属阴虚宜食之"，诸水果，能养人之阴气，但"湿则生冷，或成湿热，干则硬燥难化，而成积聚"，多食则有湿热、积聚之患。

三、小结

总而言之，《食物本草》中体现了朱丹溪"阳常有余，阴常不足"的核心学术思想。丹溪在食疗上力倡"茹淡节养"之说，用甘淡、远厚味、避痰火，以养难成易亏之阴，所制的"节养方"简便易行，丰富了食疗养生理论，为现代人的日常保健提供了参考和指导。总而言之，茹淡、节养，其目的均在于避"温燥、痰火"之害，以固护、滋养"难成之阴"。

四、医案医论选录

（一）饮食箴

人身之贵，父母遗体。为口伤身，滔滔皆是。人有此身，饥渴洊兴，乃作饮食，以遂其生。眷彼昧者，因纵口味，五味之过，疾病蜂起。病之生也，其机甚微，馋涎所牵，忽而不思。病之成也，饮食俱废，忧贻父母，医祷百计。山野贫贱，淡薄是谙，动作不衰，此身亦安。均气同体，我独多病，悔悟一萌，尘开镜净，日节饮食。《易》之象辞，养小失大。孟子所讥，口能致病，亦败尔德。守口如瓶，服之无斁。

《格致余论·饮食色欲箴序》

（二）倒仓案

吾师许文懿，始病心痛，用药燥热香辛，如丁、附、桂、姜辈，治数十年，而足挛痛甚，且恶寒而多呕，甚而至于灵砂、黑锡、黄芽、岁丹，继之以艾火十余万，又杂治数年而痛甚，自分为废人矣，众工亦技穷矣。如此者又数年，因其烦渴恶食者一月，以通圣散与半月余，而大腑逼迫后重，肛门热气如烧，始时下积滞如五色烂锦者，如柏烛油凝者，近半月而病似退，又半月而略思谷，而两足难移，计无所出。至次年三月，遂作此法，节节如应，因得为全人。次年再得一男，又十四年以寿终。

《格致余论·倒仓论》

按 倒仓法：以黄牡牛肉肥者，买一二十斤，长流水煮糜烂，融入汤中为液，以布滤出渣滓取净汁，再入锅中，文火煎熬成琥珀色则成矣。治病时温饮一盅，少时再饮，直至饮足数十盅。则病在上者，要求吐多为度；病在下者，要求利多为度；病在中者，要求吐下俱多为度。视所出之物，可尽病根则止。睡一二日，自觉饥甚，始与稀粥淡食，半月间必精神爽发，身体轻健，沉疴全安。

朱丹溪讲其原理时说"黄牡牛肉汁最能养阴滋补，并可反作吐泻，能荡涤体内污垢，使其病根拔除。"所谓倒仓，就是及时排出肠中的糟粕浊物，吐故纳新，保持胃肠道的清洁，以利水谷的纳运。

朱丹溪的老师，服用温燥之品数十年，以致厚味之毒留滞体内，而导致烦渴、厌食等症，又因误治，而致病重难以行走。治以倒仓法，一者荡涤体内留滞之毒，二者滋养受损之阴，虽平常之物，而起沉疴。从本案中亦可略窥厚味伤人之甚，又思今时之人，但骋饕餮之欲，嗜浓烈之味，辛辣厚味之风愈演愈烈，或可引以为戒。

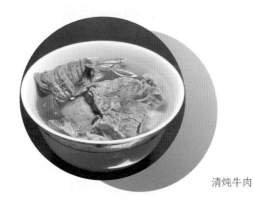

清炖牛肉

五、小结

"阳常有余，阴常不足"是朱丹溪学术思想的核心，体现在治病、养生、食疗等方方面面。在食疗养生方面又侧重于"阴常不足"，力畅"茹淡节养"之说，用甘淡、远厚味、避痰火，养难成易亏之阴。

楼英与《医学纲目》

一、楼英其人

楼英（1320—1389年），明代医家，字全善，一名公爽，浙江萧山人。其曾祖楼文隽为名医，英自幼聪颖，读书甚多，尤善医理、易理，研习《黄帝内经》及其后历代著名医家著作，与同时代名医戴思恭交往甚密，互相切磋，医术益精，医理更明。尝应召入京，后以年老辞归。其所著《医学纲目》四十卷，简明扼要，提纲挈领，亦颇有创见，另著有《参同契药物火候论释》《仙岩心法》《阴阳秘诀》未见行世。

二、《医学纲目》其书

《医学纲目》（40卷），明代楼英编，刊于明嘉靖四十四年（1565年）。卷一至卷九为"阴阳脏腑部"，卷十至卷二十九介绍各脏腑有关病证治，卷三十至卷三十三为"伤寒部"，卷三十四至卷三十五为"妇人部"，卷三十六至卷三十九为"小儿部"，卷四十为"运气部"。前代医书编写多以病为纲，只做一次划分，至楼氏始以五脏六腑为纲，各脏腑所属疾病为目，一二级目录依次排列，条理井然。这种分纲列目编排病证的方法实为楼氏首创，对后世医学著作的编辑体例有很大影响。此外，楼氏在引用前代文献时也十分认真严谨，收录历代名方、验方，务求实效；凡所引医论医方中有衍文、错简等时，都详做考订以正之；对所引文献方论不合或互有矛盾之处，则尽可能予以辨明。

三、药膳学术思想观点

《医学纲目》书中药膳的观念受丹溪学说影响颇多，认为人"阳常有余，阴常不足"。阳多禀于先天，而阴难成，靠后天水谷精微的养成，故我们平时要注意养护阴气，避免使用损伤阴气之物，并善从自然之味中摄取营养补养阴气。

其书倡导淡味素食的观点。认为自然界的食物都有其原本的味道，自然之味可以补养人体，而人为之味多浓烈，能足口腹之快，但无益于身体，甚则戕伐正气。人体阴气的形成，在于自然之味，而非人为之味。饮食应以谷物为主，谷物之甘最补阴气养胃；再辅以蔬菜，防止饥饿时多食损伤脾胃，又能助消化且可疏通肠道；而肉类则不宜多食，"不使胜食气"；至于酒，浅尝即可，以防伤身。

对于饮酒书中也有较多论述，总的理念是少饮有益健康，多饮伤身。少量饮冷酒，"肺得温中之寒，可以补气；次得寒中之温，可以养胃；冷酒行迟，传化以渐，不可恣饮。"古人饮酒懂得适量，并无酒病，然如今之人不知节制，肆意妄饮。酒性热，喜升，其随之，痰郁于上，肺受贼邪，其热内郁，肺气得热，则致损耗。若初始倒也病浅，发散即可病去，然病久则可为消渴、为肺痿、为鼓胀等难治之疾。"人言一盏冷酒，须两盏血乃得行"，故少饮可得其益，大饮则伤气血。

文中对于老年人的药膳饮食也有诸多评述。人们都以为"甘旨养老"，这也是古训中有所记载的，认为应给老年人吃丰厚有营养的食物，不然就是不孝。但很多人忽略了一个现象，就是在以前，人们都知礼让，"肉食不及幼壮，五十才方食肉"，那个时候人们"气血冲和，筋骨坚凝，肠胃清浓"；而现在人们从小就开始吃肉，到了五十就一身的疾病，"气耗血竭，筋柔骨痿，肠胃壅阔"，故如今而言，"甘旨养老"并不适用了。热性的食物、炭火烹调者、气味香辣者、肥甘厚腻者都不可多食。虽然有些老年人胃肠功能看起来挺好，子女觉得不碍事，为敬孝道喜欢如此奉养，日久必为灾害。正如文中所言，"多不如少，少不如绝，爽口作疾，厚味措毒，前哲格言，犹在人耳。"故对于老人的饮食，不可过食肥甘厚腻，老人胃肠消化功能衰弱，若过多饮食极难消化之物，容易加重肠胃负担，久之酿成他疾。

书中列举了一些脾胃养生之法，比如刚生过气不能马上进食、不可过饱过饥、应多吃谷物少食肉食、忌寒湿之物。如感到困倦先暂缓进食，即使感觉饥渴也应先休息，然后再饮食，食后也少运动。书中围绕五味进行了大量阐述。《灵枢经》有云："肝病禁辛，心病禁咸，脾病禁酸，肾病禁甘，肺病禁苦。"辛味容易走气，气病者勿多食辛味食物；咸走血，血病勿多食咸味食物；苦走骨，骨病勿多食苦味食物；甘走肉，肉病勿多食甘味食物；酸走筋，筋病勿多食酸味食物。

四、代表处方

此书对医学理论有较多阐述，但偏向于总的概念，对详细的药膳处方并未有太多论述，只对某些情况有大致的食物类型推荐。比如说甘味有利于肝，粳米、牛肉、枣、冬葵子这些甘味食物都可食用；酸味益于心，小豆、狗肉、李、韭菜皆属酸味；苦味益于肺，麦、羊肉、杏、薤头这些苦味食物都对肺有帮助；咸味益于脾，大豆、猪肉、栗这些都属咸味；辛味益于肾，黄米、鸡肉、桃、葱都属辛味。"辛散，酸收，甘缓，苦坚，咸耎。"如此五谷、五果、五畜、五菜相互补充补养身体，运用五味或收或散、或缓或急、或坚或软之特性，根据四时五脏之特点来调配，膳食便能起到药物之用。

五、相关医案

（一）案例一

贱体在病年余，而今秋又得痢者一月，自揣不久，终获苟安。盖久病之后，气血虚损、脂膏消散，当此之时，初感之证已退减，惟诸虚百损在耳。大凡药虽参芪，亦是毒物。《黄帝内经》于"药"字之下加"毒"字，又加"攻"字，天地间养人性命者惟谷耳。备土之德，得气中和，故其味淡甘而性和平，大补而渗泄，乃可久食而无厌，是大有功于人者，在药则不然矣。不肖得安全者，自去秋得病饵药，至冬节日便不吃药，唯一味白粥，不吃下饭，虽盐酱与醯醢，涓滴皆不入口，此等淡味，初亦甚难，自想此证必无他虑，但思己过，收放心，自讼自责，安心待死，既自待死，尚可吃粥，犹有可生之理……世俗以肉为补性之物，肉无补性，惟补阳。而今之虚损者，不在于阳而在于阴，以肉补阴，犹缘木而求鱼。

何者？肉性热，入胃便热发，热发便生痰，痰多气便不降，而诸证作矣。久病后可用作养胃气，盖胃气非阴气不足以自全，所以淡味为自养之良方，尤当今之急着也。食淡又须安心，使内火不起可也。

《医学纲目》卷九"阴阳脏腑部"

本书中举一案例，说得痢病一月，病已大去，但终有虚损。"天地间养人性命者惟谷耳"，谷物味淡甘最是养人，可以久服，药则不然，终是毒物。于是终日白粥、盐酱与醯醢，涓滴皆不入口。这样的淡味，初始难以坚持，但唯有这样，思己过，克制自己的行为，饮食节制，以粥养人，非淡味不能和气血，如此乃有可生之机。世间皆以为肉能养人，但其实肉惟补阳，如今之人虚损多在阴而不在阳，以肉补之，犹如缘木而求鱼，这是反其道行之了。

书中解释，肉性热，入胃则热而生痰，痰多气便不降，则很多病症就开始了。人久病之后虚养胃气，然胃气非阴气不足以自全，所以谷物之甘甜淡味最能养胃阴，故久病之后应先食淡粥等先益脾胃之气，来充养胃阴，而不是急于进补大鱼大肉。久病之后脾胃功能尚未恢复，不宜过早进补，易加重胃肠负担，甚则引起疾病的反复及恶化。

（二）案例二

予事老母，固有愧于古者，然母年逾七旬，素多痰饮，至此不作。节养有道，自谓有术，只因大便燥结，时以新牛乳猪脂和糜粥中进之，虽得临时滑利，终是腻物积多，次年夏时，郁为黏痰，发为胁疮，连月苦楚，为人子者，置身无地，因此苦思而得节养之说，时以小菜和肉煮进之，且不敢多，又间与参、术补胃生血之药加减，遂得大腑不燥，面色莹洁，虽瘦弱终是无病，老境得健，职此之由也。因成一方，用参、术为君，牛膝、芍药为臣，陈皮、茯苓为佐，春加川芎，夏加五味、黄芩、麦冬，冬加当归身，倍生姜。一日或一帖，或二帖，候其小水才觉短少，便进此药，小水之长如旧，即是却病捷法，直到八十有七，一旦无病而死，颜貌如生。后到东阳，因闻老何安人，性聪敏，七十以后，稍觉不快，便却粥数日，单服人参汤数帖而止，后九十余无疾而卒，以其偶同，故笔之，以求是正。

《医学纲目》卷九"阴阳脏腑部"

关于养老，该书中也引朱丹溪的《格致余论·养老论》中所载，侍奉其年逾七旬的老母亲，素多痰饮，平时自觉养生有道，只是最近觉得大便干燥，其子就把新牛乳、猪脂和在糜粥中喂养，这虽然得到暂时的滑利通畅，但时间久了，容易使油腻之物堆积。来年夏天，果然郁为黏痰，发为胁疮，痛苦数月，其子自责羞愧，苦思节养之说，时常以小菜和肉和粥煮了喂食，并不敢量多，再辅以补胃生血之药，此后大好，虽人瘦弱，但无病得健，辅以中药调理，直到八十七岁，无疾而终，颜貌如生。故可见奉养老人要注意分辨情况，所谓虚不受补，有时只得徐徐进之，切不可过予。

薛己与《薛氏医案》

一、薛己其人

薛己（1487—1559 年），字新甫，号立斋，吴县（今江苏苏州）人，明代著名医学家。其父薛铠，为太医院医官。薛己自幼天资聪慧，勤奋好学，过目成诵。曾拜金宪高如斋为师，因屡考不第，转承家学，得父之传，初攻外科，后精于内科、儿科等。薛己22岁，守父孝满后，代补太医院医士。公事居庸关，为履车者治疗；25岁返北京升太医院吏目；28岁擢为太医院御医；33岁被调任南京太医院任正六品院判。明嘉靖六年，41岁的薛己校勘徐用诚的《本草发挥》4卷，明嘉靖九年，奉政大夫、南京太医院院使致仕归里。因其私淑丹溪，故将其放置于本篇论述。

二、《薛氏医案》其书

薛己初为疡医，后以内科驰名，精于内、外、儿、妇、骨伤诸科。著有《内科摘要》2卷，《女科撮要》2卷，《外科发挥》8卷，《外科心法》7卷，《外科枢要》4卷，《正体类要》4卷，《口齿类要》1卷，《疬疡机要》3卷，《外科经验方》1卷；校注陈自明《妇人大全良方》24卷、《外科精要》3卷，陈文仲《小儿痘疹方论》1卷，王纶《明医杂著》6卷、《保婴金镜录》1卷。校勘元、明医书七种。上述诸书合称《薛氏医案》。

三、薛己学术思想

薛己广学博览、著述宏富，在医学理论上注重经络原委、阴阳变合，崇尚《黄帝内经》，重视内、外各科的统一性。薛己私淑朱丹溪，又承张元素、李东垣，结合临床实践，形成了自己的温补思想和方法，开创了明清温补学派先河。其学术思想特点包含以下方面。

1. 温补为主，固护胃阳　薛己在治疗脾胃病上，突出温补脾胃大法，对于脾胃虚寒证多采用温补中焦之法，对于脾气亏虚证多给予补中益气汤，对于脾气郁结证多采用补气调中之法。

2. 治病求本，滋其化源　薛己认为脾胃是生化的关键，故临床多通过补脾土以"滋化源"。

3. 提出肾命学说　薛己肾命学说强调论治需审查阴阳虚实之偏颇，虚实不同，治法亦随之而异，其在临床论治上较偏重温补而慎用寒凉。

4. 提出阴虚即脾虚论　薛己视阴虚即脾虚，因为血的生成与脾的功能息息相关，一旦脾虚则生血功能受阻，血虚可导致阴虚，而阴虚必血虚也。

5. 提出足三阴虚损论　薛己对足三阴虚损的认识和用方独树一帜，认为足三阴虚即概括三阴肝、脾、肾之虚，病因多为饮食劳逸失常，以致胃不能生肝、肝不能生火，而害脾土所致，治疗上以补中益气汤、六味丸、八味丸等补益剂为主，肝、脾、肾同调，切中病机。

四、药膳之选

（一）《外科枢要》第四卷

四生散

治腿疮淫不愈，或目昏花，名肾脏风。并治风癣、疥癞、血风疮症。

白附子（真者生用），黄柏，独活，蒺藜各等分。

上为末。每服二钱，用猪腰子一枚，劈开入药，湿纸包裹煨熟，空心连腰子细嚼，盐汤。

（二）《正体类要》第二卷

1. 神效葱熨法

治跌扑伤损，将葱白切细杵烂，炒热敷患处，如冷易之，肿痛即止，其效如神。

2. 猪蹄汤

治一切痈疽杖疮溃烂，消肿毒，去恶肉。

白芷、当归、羌活、赤芍药、露蜂房（蜂儿多者佳）、生甘草各五钱。

用猪蹄一只，水五碗（约 2 000ml），煮熟取清汤。入前药，煎数沸去渣，温洗，随用膏药贴之。

按 药膳多用于内服，而薛己以之外用，可谓打破常规。

（三）《疠疡机要》三卷

本书为麻风病专著，约刊于 16 世纪中叶，本书对麻风病的本症、变症、兼症与类症的辨证论治等予以全面阐述和辨析。尤其可贵的是本书收载麻风病治疗验案中较多的论述病候，条目比较清晰。现有《薛氏医案》本。

决明夜灵散

治目至夜则昏，虽有灯月，亦不能睹。

石决明、夜明砂（另研）各二钱，猪肝一两，或羖羊肝亦可。

上以竹刀切肝作二片，铺药于内，用线缚定砂罐内米泔水煮至半碗，临睡连肝食之。

（四）《口齿类要》

1. 喉痛

弥月小儿，口内患之，后延遍身，年余不愈。以萆薢（或土茯苓替代）为末，乳汁调服，母以白汤调服，月余而愈。余见《保婴粹要》。

2. 男女体气

治腋气。五更时，用精猪肉二大片，以甘遂末一两，拌之，挟腋下，至天明。以生甘草，煎汤饮之，良久泻出秽物，须在荒野之外，则可恐秽气传入故也，依法三五次，即愈。虚弱者，间日为之，其他密陀僧、胡粉之类，皆塞窍以治其末耳。

按 此两则均非药膳，然以猪肉、胡粉等食物入药，攻邪而不伤正，可见薛氏以脾胃为重的思想，药、食同用，亦属药膳之活用。

（五）《女科撮要》第二卷

1. 乌贼鱼骨丸

治妇人血枯。胸膈四肢满，妨于食饮，病至闻腥、臊、臭气先唾血，出清液，或前后泄血，目眩转，月事衰少不来。

乌贼鱼骨去甲四两，茹一两。

上为末。以雀卵捣丸，如小豆大。每服五丸，病重者可加至十丸，以鲍鱼煎汤下，以饭压之。

2. 鲤鱼汤

若胸满腹胀，小便不通，遍身浮肿，名胎水不利，用鲤鱼汤。

（六）《原机启微》

1. 黄连羊肝丸

治目中赤脉红甚，眵多。

黄连一两，白羖羊肝一个。

先以黄连研为细末，将羊肝以竹刀刮下如糊，除去筋膜，入擂盆中，研细，入黄连末为丸，如梧桐子大。每服三五十丸，可加至七八十丸，茶清汤下。

2. 四生散

治肾风上攻，眼目作痒，或作昏花。

白附子，黄芪，独活，蒺藜各等分。

为末。每服二钱，用猪腰子一枚，劈开入药，湿纸包裹，煨熟细嚼，盐汤下；风癣，酒下。

3. 密蒙散

治小儿痘疹，及诸毒入眼。

密蒙花一钱半，青葙子一钱，决明子、车前子各五分。

为末。羊肝一片，破开，掺药在内，仍合之，湿纸数重包裹，灰中煨熟，空心食之。

4. 蛤粉散

治小儿疮痘入目。

谷精草，蛤粉各等分。

为末。三岁一钱，猪肝二两批开，掺药在内，以竹叶包裹，以线束定，水一碗，煮熟，入瓷瓶内熏眼，至温，取食之。

5. 蛇皮散

治小儿疮痘入目成翳。

栝蒌根，蛇皮（炙黄），等分。

为末。三岁一钱，羊子肝一片，批开，入药末在内，以线束定，米泔水煮熟食之。

6. 蝉蜕散

治小儿斑疮入眼，半年以里者，一月取效。

猪悬蹄甲二两，罐子内盐泥固济，烧存性；蝉蜕一两；羚羊角一分。

为末。三岁一钱，猪肝汤调下，食后服，日三服，一年之外难治。

7. 还明饮

治小儿每至夜不见物，名曰雀目。

夜明砂、井泉沙、谷精草、蛤粉各等分。

为末。煎黄蜡丸，鸡豆肉大。三岁一丸，猪肝一片切开，置药于内，麻皮扎定，沙瓶内煮熟，先熏眼，后食之。

按 此七则亦非常规药膳，然以食物入药而养正气，亦可为后世诊病疗疾所参考。

五、小结

薛己著书众多，对多种疾病都有详尽而完善的医案记载，其将药膳内服、外用有机结合，对后世医家临床诊治起到了启发的作用，值得进一步深入学习。

第二节

绍派伤寒

何秀山与《重订通俗伤寒论》

一、何秀山其人

何秀山，清朝绍派伤寒名家，为著名医家何廉臣祖父，著有《重订通俗伤寒论》一书。何秀山与俞根初二位先生为绍兴同乡，常切磋医技，辩论伤寒。何秀山洞悉俞根初之医理，于其代表作《通俗伤寒论》中多加按语，或做阐发，或予补正。对张景岳之《伤寒典》及张璐之《伤寒缵绪》，亦揣摩有得。世人对其评价"明伤寒之理，则万病皆通"。

二、《重订通俗伤寒论》其书

《重订通俗伤寒论》是伤寒、湿热病学中比较实用的一部诊疗方案。全书共 12 章 108 节，学术、手法皆来源于医治病患积累的临床经验而不拘于方书也，古法今方之用在于其经验耳。第一章为纲领，贯串后十一章；第二章把应用方剂按治疗分类汇总起来；第三至六章是伤寒理论；第七至十一章是伤寒疗法；第十二章专讲调理诸法，包括药物、食物、气候、起居调理法。

三、论述了伤寒养生食疗法

在清代，食疗已经受到医家的普遍重视，不仅仅用于疾病，也用于日常生活。《重订通俗伤寒论》也体现了食物调补法。

1. 病后进食宜忌

比如在伤寒初愈之时，胃脘空虚应禁绝谷气，以清胃中余热。"凡病瘥后，先进清粥汤，次进浓粥汤，又次进糜粥，循序渐进，不可过饱。尤其要禁忌酒肉。"强调进食频率初期应少食而频，不可过饱，忌油腻发物、瓜果生冷，不过以之略充饥肠而已。病将就痊时，凡各种未熟之果实、油类，及一切固形之物而不易消化者，均不宜入口，恐损胃肠，反增病也。

脉症相安，渐为减药。谷肉果菜，食养尽之，以底于平康，故饮食之补，但取其气，不取其味。如五谷之气以养之，五菜之气以充之。每食之间，便觉津津汗透。将身中蕴蓄之邪热，以渐运出于毛孔。何其快哉。

人皆不知此理。急于用肥甘之味以补之。目下虽精采健旺可喜，不思油腻阻滞经络，邪热不能外出，久久充养完固，愈无出期矣。庞安常有鉴于此，如所云凡病新痊，只宜先进白稀粥，次进浓粥汤，又次进糜粥，亦须少少与之，不得早吃肉食。

2. 茶饮食疗方

如待邪热退却，进食竹叶、嫩鲜芦笋加水一滚，米粉调和。以萝卜汤、陈干菜汤，疏导其胃肠，渴则饮清快露，和开水少许。或但饮细芽茶，输运其精液，佐其点心，可略进流动性之滋养品，如：藕粉、燕窝粥、开水冲鸡蛋等。强调每次之食量宜少，每日之次数宜多。百合麦冬汤，清肺止咳；真柿霜消痰解热；人乳为补血神品；童便为降火仙丹；雪梨生食能清火，蒸熟则滋阴；苡仁汤，肺热脾虚，服之有益；淡莲子汤、芡实粥，遗精泄泻，最属相宜；扁豆大枣汤，专补脾胃；龙眼肉汤，兼养心脾。

鳇鲟鳔、线鱼胶（同猪蹄、燕窝、海参、鸡、鸭等荤中煮烂，饮汁更佳）填精益髓。凤头白鸭，乌骨白鸡，补阴除热。猪肺蘸白及末，保肺止血。以上诸物，病患如已食饭多日，行动自如，方可随宜恒食。此食补方法之大要也。

3. 四时饮食调摄

夏季暑气酷烈，烁石流金于外，心火焚炽于内。即或无病之人，亦应独宿淡味……莫食瓜茄生菜，腹中方受阴气，食凝滞之品，多为痞积，若患冷气痰火之人，尤宜忌之。此夏季未病及病后调理之法也。

秋不宜吐，致脏腑不安。不宜吃炙煿牛猪各肉，及鸡、生鲙、浊酒、陈臭、咸、醋、黏滑难消之物。若夏月好吃生冷，至秋患痢疟……此秋季未病及病后调理之法也。

冬季，天地闭藏，宜服药酒滋补……不宜早出犯霜，或略饮酒以冲寒气，勿多食葱。

钱塘医派

卢之颐与《本草乘雅半偈》

一、卢之颐其人

卢之颐，明代医家，字砾生，号晋公。自称钱塘（今浙江杭州）人。幼承家学，青年时已善于处方用药、精通医术兼通佛学，历时18年编成《本草乘雅半偈》一书。后因积劳而致双目先后失明。

二、《本草乘雅半偈》其书

本草著作，初名《本草乘雅》，撰成于1647年。四数为乘，因各药分覈、参、衍、断四项解说，故名乘雅。书成时逢明末兵乱而散失，作者追忆旧作，仅将覈、参两项补其残缺，衍、断则难以复原，约只得原书之半，乃名半偈。共载药365种，以应周天之数。其中222种取自《神农本草经》，其他后世本载草药143种。所选多为常用药，诸药分《本经》上、中、下三品，《别录》上、中、下三品，其余诸家本草，按时代先后分为第一帙、第二帙等。各药之前，注明出处、品级，次列药名、气味良毒、功效主治。注文分两部分，首为"覈（核）曰"，述药之别名、释名、产地、形态、采收、贮存、炮制、畏恶等内容；次为"参曰"，作者于此处常阐发药学理论、见解。书中亦常夹引作者之父卢复《本草纲目博议》，及明代缪仲淳、王绍隆、李时珍诸家药论。作者常以儒理、佛理推演药理，每从药名、法象、生态等入手阐释药物性能，多使其说涉于虚玄。但在讨论用药适应证时，却能结合《黄帝内经》《伤寒论》《金匮要略》诸书，细予分辨，颇多经验之谈。

《四库全书》评论该书："考据该洽，辨论亦颇明晰，于诸家药品，甄录颇严，虽词稍枝蔓，而于本草，究为有功。"

三、卢氏本草研究的学术特点

1. 本书撰写的思想和重点，一是据《本经》对各药的立名，使得后人顾名思义而得知其大概。二是推崇《本草纲目》是博集精研、良工苦心之作，并且略做探求。三是重点在"参"，以《本经》对药之主治，使后人更能明其深意。"参"阐述药品之真实功用。四是对药品产地的勘察，明确古今不同的差异所在。他举人参为例，说："以人参言之，相传皆称上党。往时皆用辽之清河，若上党则绝无矣。间有朝鲜者，颇不适用，今则大率皆鲜产矣。"其目的在于甄别药品，对产地十分注意，这些都是本书可贵之处。作者十分谦虚地说："愚之参，囿于知闻，犹之井观已耳。"而他却再三叮嘱，对药品一定要了解其性能而正确掌握其用法。他说："药品虽有德、性、色、味、体、用之不一，然其要惟在能妙其用。若识其妙用，斯于升、降、出、入之法，可以大投，可以轻取，无不如意矣。"这话是十分正确的。

2. 《本草乘雅半偈》叙述本草各品，其内容繁简不一。例如关于茯苓的叙述共不过2页略多，气味、主治均较简。"覈"则主要述其产地、形状、修治等。"参"则阐述其功能运用。而眉批颇有启发，如说："世又重抱木者曰茯神，赤色者主利水，又不知何所本。"撰写态度是很朴实的。

3. 《本草乘雅半偈》备称茶之功用，采录古今名家论说以为谱，因谓常食令人瘦，去人脂，倍人力，悦人志，益人意思，开人聋瞽，畅人四肢，舒人百节，消人烦闷，使人能诵无忘，不寐而惺寂。作者收集了大量资料，撰写"茗"条。《神农食经》《陆羽茶传》《煮茶泉品》《茶疏》《茶解》《茶说》《东坡试茶录》《茶笺》《茶录》《茗笈》《煮泉小品》《煮茶泉品》《茶谱》《芷园日记》《月枢笔记》《鹤林玉露》《茶寮记》《仙牙传》《茶笈》《煎茶七类》《类林》《点茶图》等内容都有，甚至也采用刘禹锡的《西山兰若试茶歌》。"茗"这一条，已经像一部《茶谱》了。

4. 体现浙派食疗特色。书中收录了多种浙地习用药材，如浙八味中的杭白菊、麦冬、浙贝母、白术、白芍，药食两用。

第四节

永嘉医派

陈无择与《三因极一病证方论》

一、陈无择其人

永嘉医派活动于南宋淳熙至淳祐年间（1174—1244年），它以陈无择为龙头，以其弟子王硕、孙志宁、施发、卢檀、王玮为骨干，以《三因方》为中医理论基础，以《易简方》为学术中心。这一医家学派，围绕着编著、修葺、校勘、评点《易简方》，开展热烈的学术研究和论争。永嘉医派的形成有其深刻的历史背景，是当时特定的政治、经济、文化催化的产物。因此，永嘉医派这一从温州土生土长的医学流派，无论是认识病证、处方用药或是医学理论探讨，都充满着浓郁的地方特色。

陈言（约1121—1190年）字无择，号鹤西道人。宗谱称其为沐溪公，原籍浙江省青田县，他是一位医儒兼通，精通于临床的医学家，在南宋时极有影响。他精于方脉，医德高尚，医技精良，学术造诣深邃，除从事医学理论研究之外，还著书立说。

二、《三因极一病证方论》其书

《三因极一病证方论》继承发扬了《黄帝内经》《伤寒论》等病因学的理论，创立了病因分类的"三因学说"，指出"六淫，天之常气，冒之则先自经络流入，内合于脏腑，为外所因；七情，人之常性，动之则先自脏腑郁发。外形于肢体，为内所因；其如饮食饥饱，叫呼伤气，尽神度量，疲极筋力，阴阳违逆，乃至虎狼毒虫，金疮踒折，疰忤附着，畏压溺等，违背常理，为不内外因。"又指出"所谓中伤寒暑风湿，瘟疫时气皆外所因。"可见陈氏把六淫之邪、瘟疫时气等列为外因，七情所伤列为内因，饮食劳倦以及外伤虫毒等归为不内外因。这三种致病因素又能相兼为病，彼此并非完全割裂。另外，如痰饮、瘀血等病理产物，又可作为病因。

三、陈氏食疗思想

《三因极一病证方论》根据疾病分类，应用药食同源的特征疗疾保健、延年益寿。该书涉及药方简单、使用便捷，可推广应用至现代药膳。现将《三因极一病证方论》中药膳按病因进行如下分类。

（一）外因所致疾病食疗方

如暑气中伤引起的中暑，利用食物天然走窜之气治疗，急嚼生姜，或嚼大蒜，或嚼生葱，津同咽；若已迷乱闷（神志不清），用水研灌之，立醒。

（二）内因所致疾病食疗方

大豆紫汤：治中风头眩，恶风，自汗，吐冷水，及产后百病，或中风痱痓，背强，口噤，直视，烦热。方用：独活一两半，大豆半升，酒三升；先以酒浸独活，煎一二沸，别炒大豆极焦，烟出，急投酒中，密封，候冷，去豆，每服一二合许，得少汗则愈，日数十服，此汤能去风。消血结，如妊娠折伤、胎死腹中，服此得差。

（三）不内外因所致疾病食疗方

具体分为虚实二证，其中实证有以下几种。

1. 破伤风食用香胶散

方用：鱼胶（烧七分留性）研细，入麝香少许。每服二钱，酒调下；不饮酒，米汤下。又一方，以苏木煎酒下。

2. 肝劳实热，关格牢涩，食用猪膏汤

方用：猪膏、生姜汁各二升，青蒿汁、天门冬汁各一升；制备方法：上以微火，银石器内熬成膏。每服一匙，酒汤调下。

3. 霍乱吐利，食用胡椒汤

方用：胡椒七粒，绿豆二十一粒，上为末。煎木瓜汤调下。或服盐汤三升，热饮一升，刺口，令吐宿食使尽；不吐更服，吐讫复饮，三吐乃止。

4. 腰痛，打扑腰痛，恶血蓄瘀，痛不可忍者食用橘子酒

方用：橘子（炒去皮），研细。每服二钱匕，酒调服；未知再作。或用猪腰子一只，去筋膜，破开入药，同葱白、茴香、盐、湿纸裹煨熟，细嚼，温酒下。

5. 妊娠腹大，胎间有水气，食用鲤鱼汤

方用：白术五两，芍药、当归各三两，茯苓四两。锉散，以鲤鱼一头，修事如食法，煮取汁，去鱼不用，每服药四钱，入鱼汁一盏半、生姜七片、陈皮少许，煎七分，去滓，空腹服。

不内外因所致疾病虚证如下。

1. 脾劳虚寒，气胀咽满，食不下通，噫宿食臭，食用茱萸膏

方用：吴茱萸（汤洗）一两三分，白术五两一分，猪膏五两，宿姜汁八两；捣吴茱萸、白术二味为末，纳姜汁膏中，煎成胶饴。每服一大匙，食前温酒调下。

2. 肾气虚，溺床失禁，食用鸡内金散

方用：鸡胵（一具，并肠净洗烧为灰，男用雌者，女用雄者）研细。每服方寸匕，酒饮调服。或用羊肚系盛水令满，线缚两头，熟煮，取中水，顿服。或用猪脬洗净，铁铲上炙香熟，嚼细，温酒下。

3. 产后乳少，食用母猪蹄汤

方用：母猪蹄（一只，治如食法），通草四两；以水一斗浸，煮熟，得四五升，取汁饮；不下更作。

4. 治产后腹中疼痛，虚劳不足，里急胁痛，并治寒疝，食用羊肉汤

方用：当归三钱，生姜一两一分，精羊肉四两，橘皮半两。锉散。水三碗，酒少许，煎至一碗，去滓，分二服。或少加葱、盐亦佳。

5. 小儿夜啼

属冷证者，食用蒜丸，大蒜（一颗，慢火煨香熟，取出细切，稍研，日中或火上焙半干，研），乳香（半钱，别研）丸如芥子大（1.5～2.5mm）。服用方法：每服七粒，以乳汁送下。属热者，食用灯花散，方用：灯心二～三颗，上研细。用灯芯煎汤调涂口中，以乳汁送下，日三服。

四、小结

综上所述，陈氏将复杂的疾病按病因分为外因六淫、内因七情、不内外因三大类，书中所载食疗方亦体现了这一特点，食疗方中涉及病种多，涉及人群广，药用简单，制作便捷，值得临床推广。

第五节 温病学派

王孟英与《随息居饮食谱》

一、王孟英其人

王士雄（1808—1868年，一说1863年），出生于医学世家，字孟英，号梦隐（梦影），又号潜斋，别号半痴山人、睡乡散人、随息居隐士、海昌野云氏（又作野云氏），祖籍浙江海宁盐官，迁居钱塘（杭州）。一生以温病学说之集大成者名著于世，其《温热经纬》"以轩岐仲景之文为经，叶薛诸家之辨为纬"编纂各家医论，阐发自身见解，使温病学说遂成系统化。然而其食疗思想却是中医食疗史上不可或缺的一笔，王氏对食物的性味有着深入独到的认识，其对食物的灵活运用堪为后世圭臬。王氏所有著作中均可见食疗的运用，其中又以《随息居饮食谱》为代表。

二、《随息居饮食谱》其书

《随息居饮食谱》为王孟英晚年所著，成书于清咸丰十一年（1861年）。王孟英在运用药物治疗疾病的同时，尤其重视食疗，其在本书的序言中写道："国以民为本，而民失其教，或以乱天下；人以食为养，而饮食失宜，或以害身命。卫国、卫生，理无二致，故圣人疾与战并慎，而养与教并重也。"将饮食与教化相提并论，他认为饮食失于调和则影响健康，注意饮食调养和保卫国家一样重要。

王氏注重食疗，因其家传渊源。其曾祖在《重庆堂随笔》中选论药物60余味，论述食物作药用者有18种之多，如：甘蔗、梨、藕、柿等，论述较为详备。至王氏所撰《随息居饮食谱》，则收载饮食物369种，分为水饮、谷食、调和、蔬食、果实、毛羽、鳞介7类。每种物品之下，按性味、功能、主治、临证应用、服法、宜忌等分述。

有异名者，一一注明。每物求其实验，不人云亦云，堪为后世食疗之绳墨。

三、王氏食疗思想

由于食物"处处皆有，人人可服，物异功优，久服无弊"的特点，王氏尤为提倡应用食疗防治疾病。《随息居饮食谱》是王氏食疗思想的集中展现。

（一）"颐生无元妙，节其饮食而已"

正如王氏在序言中所说的，"颐生无元妙，节其饮食而已"。王氏认为养生之道，以饮食有节为要。节制饮食，保护脾胃运化功能，发挥人的抗病能力，以杜发病之内因。

王氏特别强调饮食过度的危害，其"谷食类"篇首即云："量腹节受，过饱伤人"，紧接着又云"粥饭为世间第一补人之物，强食亦能致病戕生。《易经》云：节饮食。《论语》云：食无求饱。尊生者，能绎其义，不必别求他法也。"至于不易消化的玉米（玉蜀黍），就更加强调，"食宜半饱，庶易消化。"其余篇中对饮食节制的论述比比皆是。可见其对"饮食有节"的重视。

（二）食疗以体质、证候、病症、人群特点为依据

王氏在食疗时更是强调根据不同的体质、证候特点及所患疾病，施以不同的食物预防及治疗方法。其对体质的论述在本书中得到了充分的体现，"平人、羸弱人、虚寒之体、阴虚内热者、内热者、痰湿内盛者、湿热内恋者、血阻者、内有郁火者"是王氏选用食物的体质依据，如：鹿肉"虚寒之体宜之"，川椒"阴虚内热者忌之"，橘"有痰饮者勿食"等。亦有以证候、疾病为依据者，如鸡卵"诸外感及疟、疸、疳、痞、肿满、肝郁、痰饮、脚气、痘疹皆不可食"。此外，对于不同的人群，提出了常人、患者、妇人、小儿、老人等宜忌，每味食物论述得非常详细，如：猪肝"平人勿食"，小麦面"病人食之甚宜"，杏"产妇、小儿、病人尤忌之"，牛乳"老年火盛者宜之"等。

（三）圆机活用食疗

王孟英对于食疗临床运用多有发挥，其对食物灵活运用发人所未发。

1. 以一味抵一方

王氏认为梨"甘凉润肺，清胃凉心，涤热息风，化痰已嗽，养阴濡燥，散结通肠，消痈疽，止烦渴"，可治中风不语、痰热惊狂、温暑等疴，名天生甘露饮。西瓜甘寒，有"清肺胃，解暑热，除烦止渴，醒酒凉营"等功效，名天生白虎汤，有白虎汤之功。

2. 以食为药，组方疗疾

王氏常用两种以上的食物配伍成方，应用于临床。如以橄榄、莱菔子组成青龙白虎汤，解膏粱鱼面之毒，并治喉烂如焚等。以海蛇、鲜荸荠组成雪羹汤，清热涤痰而顾津液，可用治突患腹痛，误进消导、燥烈之品，伤津耗液所见诸症，达救阴之效。

3. 食物与药物配伍治疗

王氏常根据药食之性味特点，相互配伍应用。如治朱氏妇人患晡寒夜热，盗汗咽干，咳嗽胁痛，肌消神疲，左手脉弦而数，右部涩且弱，此既多抑郁，又善思虑，所谓病发心脾是也。而平昔畏药，岂可强药再戕其胃，以甘草（炙）、小麦、大枣、藕4味，令其煮汤频饮而愈。

又如陈某患嗽，吐痰，继之以深红带紫之血，多药不愈。王氏除清肺养阴外，佐吞松石猪肚丸而愈。再如妇人恶露不行，白带时下，乳汁全无，而见血虚者，可用黄芪、当归、甘草（炙）、生地黄、杜仲配大枣、糯米、芝麻、藕煮羊肉汤煎服。

4. 以饮食之汤煎药治疗

食物性味多较平和，作药用常用量较大，王氏常以食物之汤水煎药，或以食物送服丸药，发挥其清热、蠲痰、理气、通络、舒郁等食疗作用，又不致影响药物的疗效。如治久治不愈的疥疮，用雪羹汤送服当归龙荟丸而愈。脘痛用海蛇、荸荠各煎汤后，再煎高丽参、黄连、川楝子、延胡索、栀子、枳实、竹茹等药，送服当归龙荟丸而安。治呕泻、身热腹痛、神思不清，用冬瓜汤煎黄芩、黄连、滑石、石斛、竹茹、黄柏、金银花、竹叶、橘皮、枇杷叶，往往可达热退神清之效。

四、医案选录

（一）梨

邵可亭冬患痰嗽，面浮微喘。医进温补纳气之药，喘嗽日甚，口涎自流，荃囊渐肿，两腿肿硬至踵，不能稍立，开口则喘逆欲死，不敢发言，头仰则咳呛咽疼，不容略卧，痰色黄浓带血，小溲微黄而长。孟英视之，脉形弦滑有力。曰：此高年孤阳炽于内，时令燥火薄其外，外病或可图治，真阴未必能复，且平昔便如羊矢，津液已干，再投温补，如火益热矣。乃以白虎汤合泻白散加西洋参、贝母、花粉、黄芩大剂投之，并用北梨捣汁频饮润喉，以缓其上僭之火。数帖后势渐减。（此证为阴虚痰实，辨证尤在脉弦滑有力，脉证互参。方用：生石膏先煎一两，酒炒知母三钱，生甘草三钱，生桑白皮四钱，鲜地骨皮五钱，西洋参三钱，川贝母杵一两，南花粉四钱，酒炒黄芩三钱。并用连皮北梨捣汁生饮润喉，不限时刻、斤数。）

改投苇茎汤合清燥救肺汤加海蜇、蛤壳、青黛、荸荠、竹沥为方。旬日外，梨已用及百斤而喘始息。（活水芦根二两，生冬瓜子五钱，生薏苡仁杵八钱，北沙参八钱，生粉草三钱，麦冬四钱，甜杏仁三钱，蜜炙枇叶刷包三钱，冬桑叶四钱，淡海蜇四两，生蛤壳杵先一两，飞青黛一钱，连皮荸荠打二两，鲜竹沥和服三两。）

继加龟板、鳖甲、犀角，以猪肉煮汤代水煎药。大滋其阴而潜其阳，火始下行，小溲赤如苏木汁，而诸证悉平。下部之肿，随病递消。一月以来，共用梨二百余斤。（前方加血龟板杵四两，血鳖甲杵二两，同先炭煨八句钟。镑犀角磨冲一钱，干猪肉皮半斤，急火煎汤，吹去浮油。用汤煎药。一月以来共用梨二百余斤，宜特别研究。偏证偏治，急证急治，医岂可以常理论。)

适大雪祁寒，更衣时略感冷风。腹中微痛，自啜姜糖汤两碗，而喘嗽复作，口干咽痛，大渴舌破，仍不能眠。复用前方以绿豆煎清汤代水煎药，始渐向安。（绿豆宜用一升。)

《王氏医案绎注》

（二）西瓜

陈姬年已七旬，辛亥秋，患霍乱转筋甚危。孟英诊之，已目陷形消，肢冷音飒，脉伏无溺，口渴汗多，腹痛苔黄，自欲投井。因先取西瓜汁命予恣饮。方用石膏、知母、麦冬、黄柏、黄芩、黄连、竹茹、木瓜、威灵仙，略佐细辛分许。煎成徐服，覆杯而瘥。

（此证可治口渴汗多、腹痛苔黄。正旺则邪亦旺，汗为阴液，汗多则阴津未竭可知。此脉伏无溺，乃热邪伤肺，肺气不行，非气液两竭之比。重用知、柏、芩、连之苦，合木瓜之酸，以敛其汗入内，则此汗即是阴液。又用威灵仙、细辛，行使一派沉降苦寒之药。生石膏先煎一两六钱，酒炒知母五钱，酒炒川黄柏二钱，酒炒黄芩一钱半，酒炒黄连一钱，花麦冬五钱，陈木瓜四钱，威灵仙次入一钱半，北细辛次入二分。)

《王氏医案绎注》

第六节 温补学派

张景岳与《景岳全书》

一、张景岳简介

张景岳（1563—1640 年），名介宾，字会卿，号景岳，别号通一子，浙江绍兴人，温补派的代表人物，也是实际的创始者。在医学理论方面，张景岳根据《黄帝内经》"阴平阳秘，精神乃治"，提出"阳非有余""真阴不足"及"人体虚多实少"等理论，主张补益真阴元阳，慎用寒凉和攻伐方药，临证常用温补方剂，被称为"温补学派"。张景岳晚年集自己的学术思想、临床各科、方药针灸之大成，辑成《景岳全书》64 卷。《景岳全书》，博采前人之精义，考验心得之玄微。

二、张氏养生学术思想

（一）养生家当以脾胃为先

张景岳指出人以水谷为本，则脾胃为养生之本，故其在《景岳全书·杂证谟·脾胃》中曰："五脏者皆禀气于胃，胃强则强，胃弱则衰，有胃则生，无胃则死，是以养生家必当以脾胃为先。"张景岳认为人的寿命长短不仅取决于先天禀赋，更主要取决于后天调摄是否得当。《景岳全书·杂证谟·脾胃》曰："凡欲察病者，必须先察胃气，凡欲治病者，必须常顾胃气，胃气无损，诸可无虑。"无论是食疗还是药补，都需要脾胃的受纳和运化功能正常才能起作用，若脾胃亏虚，不进水谷，则机体终将亏虚而影响寿命。

张景岳在《景岳全书·杂证谟·脾胃》中将调养脾胃主要概括为饮食勿偏、饥饱适宜、饮酒适量 3 个方面。张景岳认为，饮食偏嗜是导致脾胃伤于寒凉生冷最主要的原因，故"凡治病养生者，又当于素禀中，察其嗜好偏胜之弊"以治之；饮食不节、饥饱无度皆能伤人，要却病养生，必须做到"饥时不可临病，不可劳形，不可受寒，不可任性，不可伤精，不可酬应"；适量饮酒可以散塞滞、通经络、行血脉、温脾胃，过量则伤脾败胃。同时，《景岳全书》还提到了疾病初愈需顾护脾胃，谓："凡伤寒饮食有宜忌者……不欲食者，不可强食，强食则助邪；新愈之后，胃气初醒，尤不可纵食。"张氏提出的伤寒饮食宜忌，与现代医学传染性肠道疾病的禁忌和饮食调养相似。

（二）"中兴"养生理论

张景岳认为身体虚衰的中老年人，适当药补和食补有一定益处，如《景岳全书》所云："人于中年左右，当大为修理一番，则再振根基，尚余强半。"张景岳还提出了"中兴"的养生方法，即加强中年时期的养生，以恢复元气，对防止早衰、强身延寿具有积极的意义。

所谓中兴，就是强调人到中年，在刚开始衰老之时，应及时调养体质，即"元气既损，贵在复之"，为老年时期的健康奠定良好的基础。中兴并非无妄之谈，张景岳强调"非逆天以强求，亦不过复吾之固有""国运皆有中兴，人道岂无再振"。因此，中年中兴，强调的是积极主动的尽早养生，也是治未病的体现。

（三）保养真火，治形保精

张景岳主张养生防病以保养真火为要，认为阳气之根在命门，命门主乎两肾，所以养阳必须养命门，而养命门的实质就在于养肾中真阳、元气，提出"阳强则寿，阳衰则夭"的论点。而且，他在疾病治疗中特别注重使用温补真元，善以附子、肉桂、干姜、人参等药为温补肾阳之用。

张景岳在《传忠录·治形论》中言："凡欲治病者，必以形体为主；欲治形者，必以精血为先。"其所言"形者"即阴之谓也，故又有"形以阴言，实惟精血二字足以尽之"的论述。可见他所论之"形"，实指精血而言，说明形赖精血为养，养精血即所以养形，并提倡用温补药物养精血，善用熟地黄以填补肾精。明确指出养生之要在于治形保精，强调节欲保精的重要性。

（四）因时养生

张景岳的养生理论，把影响人寿命的因素分为3个方面，即天刑、地杀、人祸。其中的天刑指的就是大自然寒暑易节的天气冷暖变化，典型的莫过于春日多风、夏天燥热、秋季湿凉、冬日寒冷。《类经》云："春应肝而养生，夏应心而养长，长夏应脾而养化，秋应肺而养收，冬应肾而养藏。"人体五脏的生理活动，必须适应四时阴阳的变化，才能与外界环境保持协调平衡。"阴根于阳，阳根于阴，阴以阳生，阳以阴长，所以圣人春夏则养阳，以为秋冬之地，秋冬则养阴，以为春夏之地，皆所以从其根也。今人有春夏不能养阳者，每因风凉生冷，伤其阳气，以致秋冬，多患疟泻，此阴胜之为病也。有秋冬不能养阴者，每因纵欲过热伤此阴气，以致春夏，多患火证，此阳胜之为病也。"春夏养阳，秋冬养阴，寓防于养，是因时养生法中一项积极主动的养生原则。

三、药膳举隅

（一）法制黑豆

材料：黑豆 500 克，山茱萸、茯苓、当归、桑椹、熟地黄、补骨脂、菟丝子、墨旱莲、五味子、枸杞子、地骨皮、黑芝麻各 10 克，食盐 100 克。

做法：先将黑豆放入水中泡发备用，另取熟地黄、山茱萸、茯苓、补骨脂、菟丝子、墨旱莲、黑芝麻、当归、桑椹、枸杞子、地骨皮、五味子共入锅内，加水适量，每煎煮 30 分钟取汁 1 次，加水再煎，共取 4 次，合并药汁，加入黑豆和食盐，继续小火煨至液干，取出黑豆晒干。

服法：随量嚼食。

功效：补肝养阴，滋肾生精，凡久病阴亏，年老体弱，产后虚羸者均可食用。

（二）蟠桃果

材料：芡实（炒）500克，莲肉去心500克，胶枣肉500克，熟地黄500克，去皮核桃肉1 000克。

做法：猪腰6个，掺茴香蒸极熟，去筋膜，同前药末捣成饼。

服法：每日服两个，空腹、食前用滚白汤或好酒一二盅下。此方凡人参、附子（炙）俱可随意加用。

功效：补脾滋肾，治遗精虚弱。

第七节
其他医家

贾铭与《饮食须知》

人食五谷，难免一病，人们常说药食同源，许多食物即药物，它们之间并无绝对的分界线，古代医学家将中药的四性、五味理论运用到食物中，认为食物与药物是同时起源的。《淮南子·修务训》称："神农尝百草之滋味，水泉之甘苦，令民知所避就。当次之时，一日而遇七十毒。"可见神农时代药与食不分。故元代养生家贾铭所作《饮食须知》，正是详细论述了这些食物的性味、相宜、相忌、相反、相杀，为后人饮食养生起到了指导作用。

一、贾铭其人

贾铭（约 1269—1374 年），元代养生家，字文鼎，自号"华山老人"，海昌（今属浙江海宁）人。历经南宋、元代至明初三朝。入明时，贾铭年已百岁，受到了明太祖朱元璋的召见，并向其进献了自己所著的《饮食须知》，而得到嘉奖。享年 106 岁。

二、《饮食须知》其书

《饮食须知》自序中提及，写这本书的目的在于使重视养生的人在"日用饮食中便于检点"，共 8 卷，将人类常用食物分为水火、谷、菜、果、味、鱼、禽、兽八类，重点介绍了 360 种食物，另附几种食物有毒、解毒、收藏之法，全书详细论述了这些食物的性味、相宜、相忌、相反、相杀的关系，以及过量食用某些食物导致的病症与危害。

三、《饮食须知》与四性五味

食物有四性、五味，所以在饮食调护的时候，要依据自身的体质进行调理。所谓四性，即寒、热、温、凉四种不同性质的食性。《黄帝内经·素问·至真要大论》中"寒者热之，热者寒之"的治疗原则，同样适用于食性选择的原则。由于寒凉性食物，具有清热、泻火或解毒的作用，因此可用于热证，如：小米、高粱米、绿豆等；凡属热性、温性的食物，同样具有温中、祛寒之功效，如：黄米、小麦等甘温食物，可用于寒症患者，如：脾胃虚寒、腹痛、泄泻等症，可用葱、生姜、蒜等辛热之品，以达健脾、通阳、温中之效。而各种水果及一些瓜类，性味多偏寒凉，多有清热解渴之效。

所谓五味，指的是酸、苦、甘、辛、咸五种食味。《黄帝内经·素问·脏气法时论》中指出："辛、酸、甘、苦、咸，各有所别，或散，或收，或缓，或急，或坚，或软，四时五脏，病随五味所宜也。"《黄帝内经·素问·至真要大论》中又说："辛甘发散为阳，酸苦涌泄为阴，咸味涌泄为阴，淡味渗泄为阳。"如辛味，有能宣散、行气血、能润之功效，对于表寒证及气血阻滞病证应注意选用。甘味，有补益、和中、缓急的作用，在人体五脏、气血、阴阳任何一方虚证时可用甘味缓和拘急疼痛等，如：糯米、大枣合用可治脾胃气虚或胃阳不足，因糯米、大枣之甘味，再合其温性，而求其补气、温阳、散寒之功效。酸味，有收敛固涩之效，适用于气虚、阳虚不摄而致的多汗症，以及泄泻不止、尿频、遗精、滑精等病证。苦味，有能泄、能燥、能坚的作用，多用于解除热证、湿证、气逆等病症，如苦瓜，味苦性寒，有清热、明目、解毒之效。常吃苦瓜，对热病烦渴、中暑、目赤、疮疡肿毒等证极为有利。咸味，有软坚散结亦能泻下的作用。用治热结、痰核、瘰疬等病症。

四、《饮食须知》之饮食举隅

（一）水火篇

露水，味甘，性凉，百花草上露皆堪用。秋露取之造酒，明秋露白，香冽最佳。凌霄花上露，入目损明。

海水，秋冬味咸，春夏味淡。碧海水味咸，性微温，有小毒。

生熟汤，冷水滚汤相和者，又谓之阴阳水。凡人大醉及食瓜果过度，以生熟汤浸身，其汤皆作酒气瓜果味。《博物志》云："浸至腰，食瓜可五十枚；至颈，则无限也，未知确否。"

（二）谷类

粟米，即小米，性微寒也。生者难化，熟者滞气，隔宿食，生虫。胃冷者，不宜多食。与杏仁同食，令人吐泻。

大麦，味咸，性凉，为五谷之长，不动风气，可久食，暴食似脚弱，为下气也。熟则有益，生冷损人，炒食则动脾久。

苦荞麦，味甘、苦，性温，有小毒。多食伤胃，发风动气，能发诸病。

（三）菜类

韭菜，味辛、微酸，春食香益人，夏食臭，冬食动宿饮，五月食之昏人乏力。冬天未出土者，名韭黄。

葱，味辛，根须平。正月食生葱，令人面上起游风。多食令人虚气上冲，损须发，五脏闭绝，昏人神。

茄子，味甘淡，性寒，有小毒，虚寒、脾虚者勿用，诸病患莫食，患冷人尤忌。

（四）禽类

鹅肉，味甘，性寒，患者肿毒者勿食。

鸡肉，味甘、酸，性微温，善发风助肝火。

野鸭，味甘，性凉，不可同核桃、木耳、豆豉食。

麻雀肉，味甘，性温，勿同猪肝及李食。

（五）兽类

猪肉，味甘，性微寒，有小毒，多食，闭血脉，弱筋骨，虚人肌。

羊肉，味甘，性热，反半夏、石菖蒲，同荞麦面、豆酱食，发痼疾，同醋食，伤人心。

黄牛肉，味甘，性温，微毒，食之发药毒，能病人。

《饮食须知》内容通俗，浅显易懂，分类明确，将人们日常生活中可见、未见的食物都做了介绍，最难得的是它将每一种食物的性味、禁忌都做了详细阐述，为后人行医用药也起到很好的指导作用。

曹庭栋与《老老恒言》

论老年养生专著，必有清曹庭栋所作的《老老恒言》，此书被周作人认为是养老寿亲之宝典，六十寿辰之贺礼，后世刻本较杂，尤以曹庭栋的自刻本最为珍贵。

一、曹庭栋其人

曹庭栋（1700—1785 年），字楷人，号六圃，又号慈山居士，浙江嘉善魏塘镇人。他天性恬淡，崇尚自然，通文学，懂琴棋书画，尤精养生，父母早逝，自幼体弱多病，却能身体力行养生之道，历经康熙、雍正、乾隆三代，享高寿而去。他一生勤奋博学，于经史、辞章、考据等皆有所钻研且著作颇丰，有《宋百家诗存》《产鹤亭诗集》《易准》《昏礼通考》《孝经通释》《逸语》《琴学内篇》《外篇》等，多篇宏作被采入《四库全书》，而养生专著《老老恒言》，又名《养生随笔》，由于内容浅近易行、贴近百姓，传世最广。

二、《老老恒言》其书

《老老恒言》全书共 5 卷，其中卷一为安寝、晨兴、盥洗、饮食、食物、散步、昼卧、夜坐；卷二为燕居、省心、见客、出门、防疾、慎药、消遣、导引；卷三为书室、书几、坐榻、杖、衣、帽、带、袜、鞋、杂器；卷四为卧房、床、帐、枕、席、被、褥、便器；卷五为粥谱说，专门论述辑录药粥。该书延续了《黄帝内经》的养生思想，并形成了鲜明的养生风格，主要体现在养静、养心、遣兴、和饮食、慎起居、顺自然等方面，与其他的养生书相比，《老老恒言》还体现出征引宏博、勇于批判、亲身体验、不务空言等方面的特点。

三、慈山先生崇尚药粥养生的思想渊源

食粥之风源远流长，粥食能健脾养胃、益气生津，又极其柔软细腻，被李时珍誉为世间第一补人之物，陆游更是作《粥之歌》一首称颂食粥获长年之美妙。粥食四时不拘，男女老幼咸宜，尤宜产后、病

后、年老体弱之躯养护身体，加入中药则为药粥，药食相辅相成，相得益彰，可得调治相兼之功。

慈山先生十分钟爱粥食。他年事走高后倍觉身体衰弱，但他并不追求神仙丹药之术，而是把自然养生之道融入饮食起居中并亲身体验。饮食篇章中，他并无过多叙述其他食物之精要，唯钟情于药粥，专列为一卷，内容虽以选录为主，少量自己参入，无不体现其对药粥的重视与钟爱，他认为"粥能益人，老年尤宜，每日空腹，食淡粥一瓯，能推陈致新，生津快胃，所益非细。"甚至认为"有竟日食粥，不计顿，饥则食，亦能体强健，享大寿。"

纵观原文所言，慈山先生钟爱药粥是源于以下几方面。

1. "脾胃乃后天之本"的理论

中医"脾胃为后天之本"的学说对他影响颇深，脾胃为气血生化之源，胃阳弱而百病生，脾阴足而万邪息，老年人真气渐竭，五脏衰弱，全仰饮食滋生，更宜以调理脾胃为要，藉后天以补养日渐亏虚的先天，药粥调治相济相宜，颇能体现五谷为养、健脾养胃、补虚疗疾等妙用。

2. 华佗《食论》中"三化"论点的影响

华佗认为食物须经"三化"始易被消化吸收而供添营养。所谓三化：一是火化，二是口化，三是腹化，并强调"老年惟藉火化"，这是因为老年人齿牙多有脱落，口化力减低；脾胃功能渐弱，腹化力下降。故老年人大多依赖火化的煮烂蒸熟，使有利于消磨输运，吸收较多的营养，粥食就是充分经过火化的食物。

3. 节食理论的影响

他十分重视食量的适宜，赞成"量腹节所受"，即须根据自己的腹量对饮食加以节制，宁少勿多，不可勉强加食，故他说："凡食总宜少为有益，脾易磨运，易化精液，否则极易之物，多食反至受伤，加则必扰胃气。""食不过饱，饮不过多，则冲和之气，沦浃肌髓"，他崇尚的粥食清淡简单，不主张进粥食再加辅食，少食以安脾胃。

4. 温养理论的影响

他很关注饮食之冷热适宜。一般而言，寒冬宜热食，酷夏宜凉食，但因胃的秉性是喜暖厌寒，故热则害少，寒则害多，老人尤其如此，故他认为，饮食宁过热也不要过凉，并指出："瓜果生冷诸物亦当慎，胃喜暖，暖则散，冷则凝，凝则胃先受伤，脾即不运。"一般温热服用粥食，无伤脾胃。

四、《老老恒言》药粥概貌

书中共辑录药粥 100 种，以气味清轻重浊为原则，分为上、中、下三品，分类本身无关乎补泻与安全，故与《神农本草经》的三品分类不是同一概念。

药粥制作重视四择，择米第一，择水第二，火候第三，食候第四。书中详细介绍了选料、加工、食用方法的优选原则，煮得一碗精妙药粥，须有细节甄选，方得最佳颐养之功。

药粥用材坚持四不选。一不选普通百姓无法承受的贵重药材如人参，二不选气味劣等之物让人产生恶反之情，三不选峻厉之物妄然伤正，四不选稀奇难觅之物以示虚玄，故药粥大多选平和、朴实、易得之材，处处体现和中、消食、养元、扶持为用的特点，尊崇朴素自然。

药材基本单行入粥，以求真味、真性。所用药材多为药食同源之物，他把同一植物的不同入药部位都列为不同粥款，清晰明了，他反对水陆食物混杂，五味相扰，体现简中有道。感叹今人的不当养生，唯恐身体缺少营养元素，每每在粥食中大量加入自认为十分补益的东西，常食不和身，使脾胃不堪承受。

每款粥品的按语平实可信。慈山先生虽非医家，药粥也大都辑录自古籍，但他博览群书，透悟养生之理，难能可贵的是他总是去躬身体验，切身感悟，用最平实的语言传递生活智慧。

五、《老老恒言》之粥谱举隅

《老老恒言》之粥谱常人看来大多平常无奇，如：绿豆粥、扁豆粥、莲肉粥、百合粥、大枣粥等，书中除了旁征博引古籍的功效描述外，还常加入自己的见解点评以及生活化的选材、加工等细节，颇为平易。现选取其本人增入的上、中、下品粥各一款，略窥端倪。

上品之藕粥。慈山先生新增，他认为藕可以治疗热病伤津口渴，止泻痢，开胃消食，散瘀止血，久服使人心情愉快。他特别写出，研磨成粉调食味极淡，切片煮粥则味道香甜。他在所选用的《圣惠方》莲肉粥后增加了这款藕粥，然后又物尽所用，再增加了一款荷鼻粥，即荷蒂粥，认为可以健脾、止渴、止痢、固精。

中品之龙眼肉粥。慈山先生新增，他认为龙眼肉能开胃悦脾、养心益智，通神明，安五脏，效果极好，觉得《本草衍义》仅把它认定为水果是错误的，而认可《名医别录》里记载的功效。

下品之猪髓粥。慈山先生新增，他认为《寿亲养老书》记载的猪肾粥和《肘后方》记载的猪肝粥都侧重于治疗作用而非补益，猪肉动风，煮粥亦无补益作用，而《丹溪心法》所提及用脊髓治虚损补阴，兼有填补骨髓之功效，入粥更好。

《老老恒言》粥谱虽然部分药材今日难觅，品种亦稍有出入，功效描述辑自百家，无法以医书之精准去衡量，但其简单平易的粥谱现今看来真实可靠、历久弥新，颇具参考价值。

《竹林女科证治》

竹林寺女科始于东晋，兴于宋代，直至清朝才有刊本传世。竹林寺女科至今已有 1500 余年历史，110 代传人。浙江四大妇科流派，即萧山竹林寺女科、宁波宋氏女科、绍兴钱氏女科、海宁陈氏女科。其中萧山竹林寺女科影响较为巨大。

萧山竹林寺位于浙江省杭州市萧山区城厢镇惠济桥北堍。据史料记载该寺创建于南齐，寺院始称古崇寺，曾先后改名资国看经院、惠通院、惠济寺等，又因寺内紫竹成林而最终得名竹林寺。至五代后，晋出帝石重贵天福八年高昙禅师得异授而兴医业，作为竹林寺妇科创始人。自此寺僧皆口耳相授，世代相传，以妇科闻名久远。历代僧人对此秘而不宣，直至清朝书籍不慎落入民间，几经传抄、刊印，才广为流传。为纪念竹林寺女科，后人建亭立碑，并作诗"拯世竹林有良药，救民苦海凭医心""十世医王名扬神州，万家弱女病消竹林"。由此可知，竹林寺女科疗效之佳，影响之远。

《竹林女科证治》版本较多，现有30余种刊本，名称各异，内容不尽相同，常见书名有《宁坤秘笈》（又名《萧山竹林寺女科》）《妇科秘要》《胎产新书》《竹林寺女科证治》《竹林寺女科秘书》《萧山竹林寺妇科》《竹林寺女科秘传》《竹林寺女科》《竹林寺三禅师女科三种》等。其中，《宁坤秘笈》《妇科密要》《胎产新书》等，多以妇科经、带、胎、产诸病症及药物治疗为主，而《竹林女科证治》除病症及用药以外，还谈及女性相关养生之道，论及生活起居、饮食宜忌、胎产养护等条目。本文谨以《竹林女科证治》为例，梳理其中的饮食养生方法及相关药膳，以飨读者。

一、《竹林女科证治》概述

《竹林女科证治》共有4卷，主要包括调经、安胎、保产、求嗣4个部分，比较全面地记载了女子自天癸后，伴随经、带、胎、产各时期的疾病。《竹林女科证治·一卷·调经卷上》，根据月经的色、质、量及所伴有的兼症不同，列有调经门56症，对不同形态、质地的月经进行分类，对夹杂不同伴随症状的月经病施以不同的治疗方法及药物；《竹林女科证治·一卷·调经卷下》主要是根据天癸后月经初潮到绝经后的不同表现，对月经病分别论治，即不同年龄阶段月经病的症候与治疗用药，同时又根据体质、是否婚配、五脏的盛虚情况进行相应的细分。《竹林女科证治·二卷·安胎》首列妊娠调护、妊娠禁忌，又列逐月胎形、逐月胎证，还根据每个月常易患疾病制订了逐月养胎、安胎的用药原则和饮食、劳逸等生活宜忌。这些记载反映了竹林寺女科重视孕妇摄生调护，并阐述以调理脾胃气血、固肾安胎为每月养胎的治疗大法。《竹林女科证治·三卷·保产卷》则对胎儿不同的胎位论述了相对应的分娩方式，以及对产后常见并发症、产后常见病加以论述。《竹林女科证治·四卷·求嗣卷》上下卷，分别论述了常见的男女不育不孕之症和63个新生儿疾病经验方证。

二、妇产科疾病与饮食

在饮食方面，自《黄帝内经》即有言："上古之人，其知道者……食饮有节，起居有常，不妄作劳，故能形与神俱，而尽终其天年，度百岁乃去。"金代李东垣亦在著名的《脾胃论》中论述饮食不节伤胃气，元气不能充足，各种疾病也将因此产生。

《竹林女科证治》中，饮食调养在四卷中均有提及。《竹林女科证治·一卷·调经卷》中很多条文都指出饮食不适会引起月经病，如："经来十日半月不止，乃血热妄行也。当审其妇曾吃椒姜热物过度，治之犹易。""冲任损伤，血枯经闭，或误食辛热之物，以致血枯，冲任伏火。"这些条文明确提出了食椒姜热物会引起经来不止，过食辛热会导致血枯而致经闭；与此相对应的，文中也提出，妇人也应谨慎进食生冷食物，"妇人行经时及产后，过食生冷之物，而血闭发热，以血见水即滞故也"；在《竹林女科证治·二卷·安胎》《竹林女科证治·三卷·保产卷》中多次提出，尤其是孕妇、产妇，更加不可不慎，宜戒生冷，宜节饮食，该遵循的要点是"宜淡泊不宜浓厚，宜清虚不宜重浊，宜和平不宜寒热"，并指出要注意饮食禁忌："妊娠不守禁忌，纵恣口腹，过食生冷瓜果及当风取凉，以致胎冷不安，胸腹胀痛，肠中虚鸣，四肢拘急，泄欲决绝，名曰胎寒。"产后不可过食辛热，"使血妄行"，亦不可过食生冷，"使血凝结……否则腹寒血气不行而多疼痛。"

三、竹林女科中的药食两用食材

在对病症的治疗方面，《竹林女科证治》不仅有丰富、详细的药物方剂治疗，还使用了诸多食物作为辅助，比如：乌骨鸡肉、鸭血、羊肉、韭菜等，取义以"血肉有情之品"补益气血。

1. 乌骨鸡及鸡子（蛋）、母鸡

乌骨鸡发源于江西泰和县，又称乌鸡、泰和鸡、武山鸡，为我国特有珍禽。据《本草纲目》记载，乌骨鸡"甘平，无毒，补虚劳羸瘦，治消渴中恶……益产妇，治女人崩中带下，一切虚损诸病，大人小儿下痢噤口，并煮食饮汁，亦可捣和丸药。"最早使用乌骨鸡治病见于明代龚廷贤《寿世保元》。在《竹林女科证治·一卷·调经卷》中延续了这一用法，对于气血两虚所致的经期不定、带下白浊者，可使用乌骨鸡肉和人参、白术、川芎、当归、熟地黄等药物，共同制作成乌鸡丸服用。如遇脾胃损伤之闭经，可使用含有人参、砂仁、肉苁蓉、丹参等药物的调经乌鸡丸；如有久崩不止者，可服食鸡子（蛋）汤；产后蓐劳合并虚汗不止者，可使用合麻黄根、牡蛎、四君子汤的母鸡汤。

2. 鸭血及鸭子（蛋）

《本草纲目》称鸭肉可"填骨髓、长肌肉、生津血、补五脏"；《本经逢原》称鸭血"补血解毒，劳伤吐血，冲热酒调服"；《竹林女科证治·一卷·调经卷》中亦有使用鸭血酒治疗经行潮热不食的症状。由此可见，鸭肉、鸭血均有补血填髓、养胃生津的作用，可滋补阴血，适用于女科。

3. 羊肉

《食疗本草》上记载："羊肉，温，主丈夫五劳七伤、藏气虚寒。"《本草纲目》言其具有"暖中补虚、补中益气、开胃健身、益肾气、养胆明目，治虚劳寒冷、五劳七伤"的作用。因此，《竹林女科证治·三卷·保产卷》中对于蓐劳（产后虚劳）伴脏寒者，可食用合当归、川芎、生姜之羊肉汤。

4. 猪肉、猪肾、猪蹄

《随息居饮食谱》中指出，猪肾"甘咸，平，治肾虚腰痛、身面水肿、遗精、盗汗、老人耳聋。"因此，对于妊娠耳鸣，辨证为肾虚者，可使用猪肾、青盐炼蜜为丸服用。

5. 孕产妇的饮食

对孕妇来说，建议整体宜采用"宜淡泊不宜浓厚，宜清虚不宜重浊，宜和平不宜寒热"的原则，皆因"胎之肥瘦，气通于母，恣食浓味，多致胎肥难产"，但"富贵之家，肥甘悦口，抑令从俭简素势必不能"，可食用"莲子、芡实、松子仁、熟藕、山药、鲫鱼、鸭、鲈鱼、鳗鱼、海参、淡菜、猪肚、笋、鲞鱼"等，临产时可多吃"麻油

（解毒）、腐皮（滑胎）"以促生产。

林洪与《山家清供》

一、林洪其人

林洪，字龙发，号可山，福州晋江安仁乡永宁里可山（今福建石狮市蚶江镇古山村）人，宋绍兴间（1137—1162 年）进士，善诗文书画，著作除《山家清供》外，尚有《山家清事》《西湖衣钵集》《文房图赞》等流传。林洪曾在江淮一带游历，与江浙一带的士林人物有很多交往，他将当时与士人交游中所闻、所见之饮食记录在《山家清供》，不仅体现了清雅的美学价值和浓厚的江浙饮食风貌，也反映了南宋时期的食疗养生观。

二、《山家清供》其书

《山家清供》成书后先后被收入《说郛》《夷门广牍》《小石山房丛书》《中华生活经典》等书中，各版本除了文字个别差异，内容上并无大的区别。全书分为上下 2 卷，上卷 47 则，下卷 57 则，共收录了 104 种宋代美食的制作方法，涉及菜、羹、汤、饭、饼、面、粥、糕等。全书食谱大多以诗词形式著述，详细描述各道美食的名称、用料、烹制方法以及诗文掌故、人物轶事等，读来妙趣横生，南宋士人审美之清雅跃然纸上。书中重视食疗养生，推崇清淡饮食，提倡节食寡欲，并多次引述中医药典籍说明食材的药性和疗效。同时该书又具有很高的史料价值，完整保存了多种古代美食的制作工艺，是一本融饮食、养生和人文为一体的佳作。

三、体现南宋时期食疗养生观

宋代是我国医学和饮食文化的繁荣发展时期，宋代文人士大夫非常重视日常饮食的养生，与魏晋五代时期服石求长生不同，此时的养生食疗应用广泛，颇具鲜明的时代特色，如推崇清净养神，反对妄服丹砂；主张素食节养，反对厚味膏粱；注重药食两用，强调宜忌配伍。

1. 推崇清净养神

《黄帝内经·素问·上古天真论》："恬淡虚无，真气从之，精神内守，病安从来？"林洪推崇宁静淡泊，书中有"蓝田玉"一节，"要知长生之法，当能养心戒欲、虽不服玉，亦可矣……今法：用瓟一、二枚，去皮毛，截作二寸方，烂蒸，以酱食之。不须烧炼之功，但除一切烦恼妄想，久而自然神清气爽。"在"青精饭"记载的第二种制作方法"仙方又有青精石饭，世未知'石'为何也。"并清楚指出如要效仿子房修道辟谷才可服用青石脂（青精石饭原材料之一）。在"土芝丹"（煨芋头）一节中提到，"尚无情绪收寒涕，那得工夫伴俗人"，一派逍遥自在跃然纸上。

2. 主张清淡节养

清供泛指清淡的饮食。全书素食有88种，以山野所产的自然、无污染的米谷、果蔬为主，没有奇珍异品，都是百姓家寻常之物，如：粳米、芹菜、菘菜（白菜）、苜蓿叶、笋、韭菜、蕨菜、苣荬菜、蕈（菇）等。"山家三脆"一节描述"嫩笋、小蕈、枸杞，入盐汤焯熟，同香熟油、胡椒、盐各少许，酱油、滴醋拌食……笋蕈初萌杞菜纤，燃松自煮供亲严。人间肉食何曾鄙，自是山林滋味甜"。绿色素食富含天然叶绿素、维生素C、膳食纤维等，对高血压、高血糖、高脂血症有非常好的预防作用。还有素菜荤名，如：素蒸鸭其实是蒸葫芦，玉灌肺是用"真粉、油饼、芝麻、松子仁、核桃、莳萝"六种材料制成，假煎肉是用嫩瓠和麸片薄切，加调料后下锅煎。《山家清供》还明确记载了豆芽菜的制作方法以及食用方法。文献记载包括：绿豆芽、黄豆芽、赤豆芽、豌豆芽、蚕豆芽等，与豆腐、酱、面一起，被西方人称为中国食品的四大发明。同时记载了以鸡、兔、羊、螃蟹、虾、鲫鱼等为食材的13种荤食。但这些荤食的做法多是白水煮、蒸，即荤食素作，制作简易，调料也简单，绝少用川法辣炒重口调之，讲究食物的清淡原味。如纯以酒煮鲫鱼也，又如山煮羊的做法："羊做脔，真（置）砂锅内，除葱、椒外……只用槌真杏仁数枚，活水煮之，至骨糜烂。"持螯供："以清醋杂以葱芹，仰之以脐，少俟其凝，人各举其一，痛饮大嚼……庸庖族丁非曰不文，味恐失真。"还有黄金鸡："燖鸡净洗，用麻油、盐、水煮，入葱、椒。候熟，擘钉，以元汁别供……有如新法川炒等制，非山家不屑为，恐非真味也。"烹饪方式多以蒸、煮、拌为主，从营养学角度来说，营养成分破坏少，有利于充分发挥最好的食疗价值。

3. 注重药食两用

"厌于药，喜于食"，安身立命，必资于食，食补重在防未病，在一定程度上要优于药治。书中多采用药食两用食材烹饪，提及的药膳采用平和之品，食谱均由林洪亲自烹饪和服用，为食养保健提供了可靠的参考。《山家清供》中的食疗既有食养，也有以食物治疗疾病的记载，但总体属于食养的范畴。特别值得注意的是，所选用的药材和药食两用食材并未针对某些特定的疾病，通常是作为一种日常食物，但客观上却有益人体，起到了调养身体的效果。

该书选用了许多药食两用食材，如山药、黄精、瓜蒌、麦冬、百合、地黄、菊花、枸杞子、莱菔子、墨旱莲、莲子等。纵观全书，延年、益颜、滋补的饮食有青精饭、蓬糕、松黄饼、麦冬煎、黄精果、土芝丹、玉延索饼等，还有百合面最益气血，充分体现了食能养人。再如金饭和紫英菊，都采用茎紫黄色的正品菊花，能清肝明目；又如沆瀣浆："止用甘蔗、白莱菔（萝卜），各切方块，以水煮烂而已。盖蔗能化酒，莱菔能消食也，酒后得此，其益可知矣。"还有酥琼叶化痰止食；牛尾狸："肉主疗痔病"；地黄馎饦："治心痛，去虫积"等，体现了"药食同源，寓医于食"的食疗观。

林洪《山家清供》卷上所记的松黄饼是用松花粉制成的饼，"春末取松花黄，和炼熟蜜，匀作如龙涎饼状，不惟香味清甘，亦能壮颜益志，延永纪算。"

食物和药物性能一致，也有性、味、补、泻等，作者也讲究合理搭配，协调平衡。

从饮食宜忌的角度来看，《山家清供》中收录了不少饮食药膳的宜忌。有些是从食物性味出发的，注重寒热温凉调和，如太守羹是以白苋菜、紫茄为材料熬粥，林洪特意提及"茄、苋性皆微冷，必加苇姜为佳耳"，认为茄子、苋菜均属凉性，应加热性的食物如苇姜来中和；还有如土芝丹系烤芋头，作者强调要"去皮温食"，因为"冷则破血，用盐则泄精"。又如食物配伍禁忌，如在"持螯供"中，林洪指出螃蟹不可与柿子一同食用。

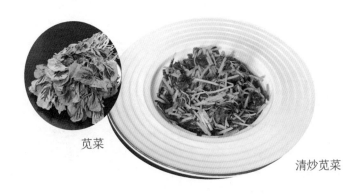

苋菜

清炒苋菜

四、体现宋代士林饮食美学

《山家清供》中的食谱名称有很多是林洪的原创，如：傍林鲜、酥琼叶、煿金煮玉……这些别致的名称大都源于名典诗词，食谱多引用诗词或名家点评，起到增广雅闻之效。《山家清供》顾名思义就是山野人家提供的清淡饮食，"豆粥"一则中指出不耻那些附庸风雅、轻视食物本性的庸俗之人："若夫金谷之会，徒咄嗟以夸客，孰若山舍清谈徜徉，以俟其熟也。"林洪审美倾向清雅脱俗，所撰食谱不仅名雅效切，食物的色、香、味等方面的追求亦体现了士林清远雅致的审美情趣。

1. 花馔

我国食用花卉历史悠久，早在2000多年前，屈原的《离骚》中就有："朝饮木兰之坠露兮，夕餐秋菊之落英"的名句。宋朝以前花馔很少列入食谱，多散见于本草类的医书中，而《山家清供》选用梅花、桂花、芙蓉花、菊花、莲花、松花粉、茶蘼花、牡丹花、棕榈花苞、

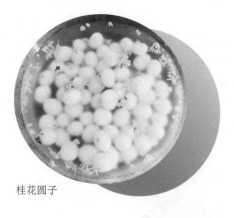

桂花圆子

文官花等，记载了 15 种花馔，可以说是开花卉入食谱之先河，如以稀面拖油煎栀子花的簷卜煎；和米春粉，炊作桂花糕的广寒糕；以茶糜花煮的茶糜粥；以蜜蜡包封梅蕊花苞的汤绽梅；以松花粉和蜜做的松黄饼，以芙蓉花加豆腐做的雪霞羹。

2. 果馔

还有 18 种果馔，选用了山桃、橄榄、李、荸荠、橙、核桃仁、栗子等，颇具特色。书中也有不少果馔的记录，如蟠桃饭："采山桃，用米泔煮熟，漉置水中，去核，候饭涌，同煮顷之，如盦饭法"，桃子被誉为"肺之果"，可补益气血、养阴生津，多食可美容养颜。如莲房鱼包："将莲花中嫩房去须，截底剜穰，留其孔，以酒、酱、香料和鱼块实其内，仍以底坐甑内蒸熟；或中外涂以蜜，出碟，用渔父三鲜供之。三鲜，莲、菊、菱汤瀹也。"蒸鱼不用器具，天然取材，莲花清香入菜肴，同时还可补中益气。

五、体现浙派食疗特色

1. 浙八味应用举隅

神仙富贵饼中的白术为浙八味之一，能健脾益气。麦冬煎，选取甘寒清润的麦冬，煎熬温服，有养阴润肺的功效。菊苗煎中的菊苗出自西马塍（今浙江余杭西），用甘草水调山药粉煎之以油，食之有爽快、舒畅之感。另有煮食和做羹法，可清心、明目、延龄。在后世钱塘高濂的《遵生八笺》中，还记载了凉拌法："凡苗采来洗净，滚汤焯起，速入水漂一时，然后取起榨干，拌料供食，其色青翠不变如生，且又脆嫩不烂，更多风味。"

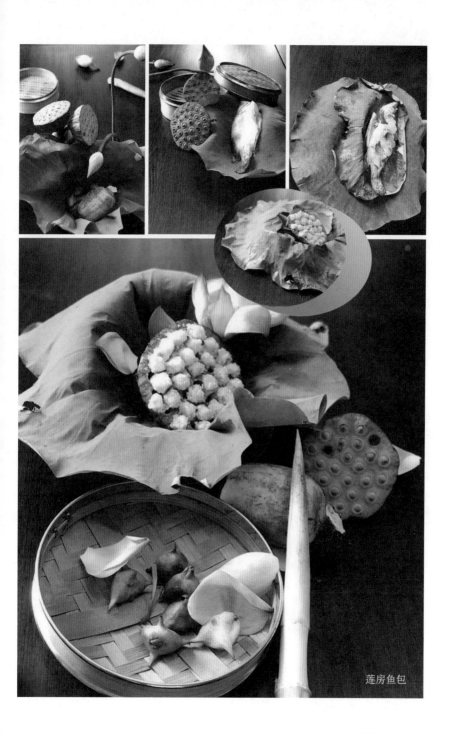

莲房鱼包

2. 浙江食材收录举隅

书中很多菜蔬现已不常用，实属可惜，如蓴菜，文中名考亭蓴，生于浙江桐庐、临汀者尤佳，有去冷气、助消化等药用价值。有些是常见食材，比如太守羹因湖州太守命名，取浙江常见的白苋菜和紫茄。而煿金煮玉则是出自济公之诗《笋疏》，取材莫干山常见之嫩竹笋。另有莲房鱼包、玉井饭中提到的莲花、莲蓬、七星藕等均为江浙习用食材，有清热养阴等功效。玉带羹即蓴菜和会稽山的笋合作之羹。玉延索饼即山药面条，具有补益作用，临近杭州的佛手入药尤佳。

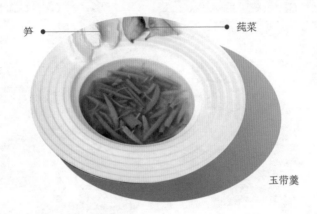

笋　　蓴菜

玉带羹

3. 浙派烹饪方法举隅

文中提到"凫茨粉"系荸荠所作，"承天台友人告知制法"。"山海兜"来源于海盐许梅屋诗中"趁得山家笋蕨春"，以"青粳饭"开篇，采枝叶，捣汁，浸上白好粳米，不拘多少，候一二时，蒸饭曝干，坚而碧色收贮，如用时，先用滚水，量以米数，煮一滚即成饭矣，用水不可多，亦不可少；久服益颜延年。"古代江淮一带，在寒食节的时候，采摘乌饭树叶，榨汁浸糯米，煮成乌米饭。华东部分地区现在农历四月初八，仍旧有吃乌米饭的传统。而浙江的立夏乌米饭里还可以加鲜豌豆、鲜蚕豆、火腿肉丁等。

《山家清供》作为宋代的饮食著作，保留了大量的食疗材料，为了解南宋浙派食疗文化提供了重要的参考资料。

第二章

浙派药膳

第一节 因病施膳

高脂血症药膳

一、概述

高脂血症通常指血浆中的胆固醇和/或甘油三酯水平升高，少数因全身性疾病所致（继发性），多数是遗传缺陷和环境因素相互作用的结果（原发性）。高脂血症可作为代谢综合征的症候群之一，与多种疾病如肥胖症、2型糖尿病、高血压、冠心病、脑卒中等密切相关；长期高脂血症可导致动脉粥样硬化，增加心脑血管疾病的发病率与死亡率。随着生活水平的提高和生活方式的改变，我国高脂血症患病率明显升高，《中国成人血脂异常防治指南（2016年修订版）》显示，中国成人血脂异常者比例高达40.4%。

高脂血症在中医学中属于血浊、湿浊、痰浊等范畴。其本在于脾气虚弱，或肾阳亏虚导致脾阳不足等，导致水谷精微化生障碍，津液输布失司，继而生痰、生湿，所致湿浊之实邪混入营血，周流全身，造成以黏滞重浊为主要特征的一种状态。中医理论强调治未病，在原发性高脂血症未病先防及既病防变等领域具有独特优势。《黄帝内经》《伤寒杂病论》《诸病源候论》等中医经典古籍中均提及饮食不当损伤中焦脾胃，脾胃败则疾病竞起，亦或痼疾迁延不愈；倘若从饮食进行调摄，将能有效预防与遏制疾病的发生和发展。根据高脂血症痰浊内阻、气滞血瘀、脾虚湿困、肝肾阴虚等不同证型，配合相应的药膳治疗，对祛除有形实邪、纠正体质偏颇、控制血脂水平、减少继发病症、提高生活质量等具有一定的积极作用。

二、药膳选编

（一）药物、食物选

薏苡仁

《本草崇原》中记载："薏苡仁，气味甘，微寒，无毒。主筋急拘挛，不可屈伸，久风湿痹，下气。久服轻身益气。"现代中药学理论认为，薏苡仁味甘、淡，性微寒，归脾、胃、肺经，有利水渗湿、健脾止泻、祛湿除痹、清热排脓之功效，适用于脾虚湿困、食欲缺乏、便溏的高脂血症患者。

赤小豆

《本草新编》中记载："赤小豆，味辛、甘、酸，气温而平，阴中之阳，无毒。入脾经，下水。"现代中药学理论认为，赤小豆味甘，微寒，归心、脾、小肠经，有清热解毒、利水除湿之功效，适用于有水湿内停、身重肢肿、尿赤、痈肿疮毒等症状的高脂血症患者。

芡实

《本草崇原》中记载："芡实，气味甘、平、涩，无毒。主湿痹，腰脊膝痛，补中，除暴疾，益精气，强志，令耳目聪明。久服轻身不饥，耐老神仙。"现代中药学理论认为，芡实味甘、涩，性平，归脾、肾经，有补脾祛湿、益肾固精之功效，适用于脾虚泄泻、肾虚不固的高脂血症患者。

橘饼

《本草纲目拾遗》中记载："橘饼乃取金橘制成，小如钱，明如琥珀，消食下气，开膈。味甘、性温，下气宽中，消痰运食。黄疸臌胀，除膈止消。"现代研究认为，橘饼含膳食纤维及果胶，可促消化、促排便，可清除沉积于动脉血管中的胆固醇，适用于脾胃虚弱、食欲缺乏的高脂血症患者。

木耳

《本草纲目拾遗》中记载："木耳，味甘气清，性寒，无毒，清膈热，利小水，化痰，消瘿结滞气，有补血明目之功。"现代研究认为，木耳具有益气强身、滋肾养胃、润肠通便等功效，可抗凝血、抗血栓、降血脂，降低血液黏滞度，软化血管，减少心血管病的发生，适用于大便不畅的高脂血症患者。

普洱茶

《本草纲目拾遗》中记载："普洱茶，味苦性刻，解油腻、牛羊毒，虚人禁用。苦涩，逐痰下气，刮肠通泄。"现代研究认为，普洱熟茶性温，饮用可养胃护胃，促进身体新陈代谢，起到降血脂、减肥、抗动脉硬化等作用，适用于体型肥胖、食少纳呆、大便不畅的高脂血症患者。

（二）药膳之选

陈皮山楂瘦肉粥

材料：猪瘦肉 50 克，陈皮 9 克，山楂 15 克，粳米、盐适量。

做法：将陈皮、山楂与淘洗干净的粳米一同煮熟，熟后去陈皮、山楂，加瘦肉片再煮，加少许盐调味，日服 1 剂，分数次温服。

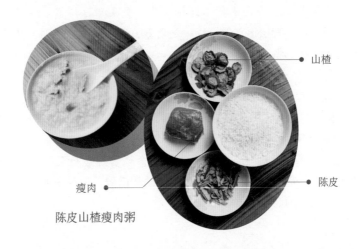

陈皮山楂瘦肉粥

功效：健脾顺气，和胃消食，适用于脾虚湿困、食欲缺乏、不思饮食、恶心欲呕的高脂血症患者。

按 据《本草新编》记载，陈皮"味辛、苦，气温，沉也，阴中之阳，无毒，功用少缓，和中消痰，宽胁利膈，用之补，则佐补以健脾。"山楂"味甘、辛，气平，无毒，入脾、胃二经，消宿食，除儿枕痛，去滞血，理疮疡，行结气，疗疝，健脾胃，祛臌胀，此伤诸肉者，必用之药也，佐使实良。"

黑豆木耳乌骨鸡汤

材料：乌骨鸡 1 只，黑木耳 10 克，黑豆 50 克，大枣 10 枚，黄酒、葱花、生姜片、食盐、清水适量。

做法：乌骨鸡除毛去内脏，将黑木耳、黑豆、大枣分别用清水洗净，置乌骨鸡腹内，将乌骨鸡放入锅内，加适量清水及黄酒、葱花、生姜片及食盐，大火烧沸后，改用小火煨至鸡肉熟烂，加入葱花即可，喝汤食肉。

功效：滋补肝肾，利水消肿，适用于肝肾不足、眩晕耳鸣、腰膝酸软、身重浮肿的高脂血症患者。

按 据《本草纲目拾遗》记载，黑豆"味甘、温，无毒，壮筋骨，止盗汗，补肾，活血，明目，益精，入肾经血分，同青盐、墨旱莲、何首乌蒸熟，但食黑豆，则须发不白，其补肾之功可知。""其色黑，而形如人腰，故入肾经，益水明目。久服身轻，调中下气，止痢挛急，利水除胀。"

泽泻荷叶粥

材料：泽泻 20 克，鲜荷叶 1 张，粳米 100 克，白糖适量。

做法：将泽泻研成细粉和粳米一同入锅，加水适量，将荷叶盖于水面上，先用大火烧开，再转用小火熬煮成稀粥，揭去荷叶，放入适量白糖调味，代早餐服食。

功效：利水泄热，化痰降浊，适用于痰浊内阻、体型肥胖、胸闷头重、呕恶痰涎的高脂血症患者。

按 据《本草崇原》记载，泽泻"气味甘寒，无毒。主风寒湿痹，乳难，养五脏，益气力，肥健，消水。久服耳目聪明，不饥延年，轻身，面生光，能行水上。"荷叶"气味苦平，无毒，治吐血、衄血、血崩、血痢、脱肛、赤游火丹、遍身风疠、阳水浮肿、脚膝浮肿、痘疮倒靥。"

杞菊决明子茶

材料：枸杞子 10 克，菊花 6 克，决明子 20 克。

做法：将枸杞子、菊花、决明子同时放入较大的有盖杯中，用适量沸水冲泡，加盖，闷 15 分钟后即可，代茶，频频饮用，一般可冲泡 3～5 次。

功效：滋阴降火，润肠通便，适用于阴虚阳亢、腰膝酸软、头胀目赤、大便秘结的高脂血症患者。

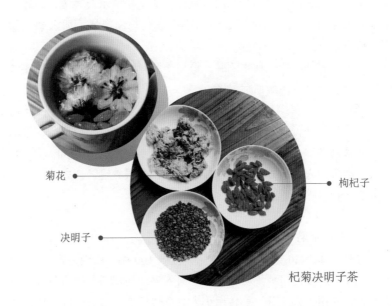

菊花

决明子

枸杞子

杞菊决明子茶

按 据《本草崇原》记载，枸杞子"味苦寒，无毒，主五内邪气、热中、消渴、周痹风湿。久服坚筋骨，轻身不老，耐寒暑"。菊花"气味苦平，无毒，主治诸风头眩肿痛，目欲脱，泪出，皮肤死肌，恶风湿痹。久服利血气，轻身，耐老延年"。决明子"气味咸平，无毒，主治青盲、目淫、肤赤、白膜、眼赤泪出。久服益精光，轻身"。

三、饮食禁忌

猪肉（猪头肉）

《饮食须知》中记载："猪肉，味苦，性微寒，有小毒。江猪多食令人体重，作脯少有腥气。多食令人暴肥，盖虚风所致也。头肉有毒，多食动风发疾，猪肉毒在首，故有病者忌之。项肉俗名槽头肉，肥脆能动风。"

鸡肉（鸡头、鸡肝、鸡蛋）

《饮食须知》中记载："鸡肉，味甘、酸，性微温。善发风助肝火。男女虚乏有风病患食之，无不立发。老鸡头有毒，勿食。鸡肝味甘苦，性温，微毒。《内则》云：食鸡去肝，为不利人。鸡卵味甘性平，微寒。多食令腹中有声，动风气。"

豆油（菜油）

《饮食须知》中记载："豆油，味辛、甘，性冷，微毒。多食困脾，发冷疾，滑骨髓。菜油功用相同。"

按 肥肉、动物内脏、蛋黄等均属于高胆固醇食物，属中医学中厚味滋腻之物，加之现代生活中多采用油煎、油炸等烹饪方法以提升口感，更易致脾胃运化失司，痰浊湿热内生。日常提倡凉拌、清炒、煮、炖、蒸等少油的烹调方式，尽量减少动物油，限用植物油。

蜂蜜

《饮食须知》中记载："蜂蜜，味甘，性微温。多食动脾。七月勿食生蜜，令人暴下霍乱。青赤酸者，食之心烦。与李、生葱、韭菜、薤头、莴苣同食，令人利下。勿同黍米食。食蜜饱后，不可食，令人暴亡。多食发湿热病，生虫。"

饴糖

《饮食须知》中记载："饴糖，味甘，性温。多食生痰助火，动脾风，发湿热。患中满、吐逆、秘结、牙、赤目、疳病者，切忌食之。勿同猪心、肺食，服半夏、石菖蒲者忌之。"

按 蜂蜜、饴糖属味甘性温之品，多食易滞脾碍胃，可加重高脂血症患者之脾胃虚弱，导致运化失司，生湿化热，生痰助火。同理，糖果、蛋糕、饼干、冰激凌、甜饮料等高糖、高热量的食物和饮品均为高脂血症患者的饮食禁忌。

酒类

《饮食须知》中记载："酒，味有甘、苦、酸、淡、辛、涩不一，其性皆热，有毒。多饮助火生痰，昏神软体，损筋骨，伤脾胃，耗肺气，夭人寿。"

按 酒类亦属肥甘厚味之品，多饮易损伤脾胃，助湿生热。根据现代医学理论，酒精可使体内分解脂肪的酶活性下降，造成低密度脂蛋白水平升高，还可使肝脏合成高密度脂蛋白的能力下降，从而增加患心脑血管疾病的风险。

肌少症药膳

一、概述

有人说"千金难买老来瘦！"老来瘦真的好吗？当逐渐变瘦，同时伴有走不动路、拿不起东西、特别容易疲劳、容易生病等情况出现时，就需要考虑一种名为肌少症的疾病。肌少症（肌肉减少症）是一种与年龄增长相关的进行性和广泛性的骨骼肌数量减少、伴有肌肉力量和/或肌肉功能减退的综合征，可导致活动障碍、跌倒，甚至死亡。目前已成为影响全世界老年人生活质量的重大疾病。我国面临人口老龄化问题，肌少症发病率不断升高，给社会、家庭和个人带来沉重的负担。其病因尚未完全阐明，营养、运动、激素替代等疗法也欠缺满意的效果。

肌少症以肌量减少为主要特征，伴有肌力下降或肌功能减退，临床表现为肢体乏力、体型消瘦、肌肉萎缩、易摔倒。其病因、病机主要责之于年老肾衰，脏腑渐败；饮食失宜，脾胃虚损；劳逸失常，精、气、血失和；久病体衰，气血失调。肌少症病位在于肌肉，病性以脾肾两虚为主，损及肺、肝、心等脏器，精、气、血、津液等亏损不足，兼夹有湿热、痰饮、瘀血等。其治疗以调脾补肾为基，调补气血为要，兼顾痰饮、水湿、瘀血、寒热之标。肌少症病程漫长，需要长时间的中药调理滋补，药膳成为一种较为合适的选择，既可避免汤药之苦，又可发挥中药的调理、滋补功效。对于肌少症患者而言，药膳的选择要以滋脾肾、补气血为主。

二、药膳选编

（一）药物、食物选

山药

早在《神农本草经》中就记载了其长肌肉的功效，《食物本草》中记载山药，"性温平，无毒。主伤中，补虚羸，除寒热邪气，补中益气力，长肌肉。又云：主头面游风，头风眼眩，下气，止腰痛，补劳瘦，充五脏，除烦热，强阴。久服耳目聪明，轻身不饥，延年。生山中者良。又云：安魂魄，镇心神。《本草纲目》谓之薯蓣。"山药具有良好的补虚羸、长肌肉的功效，滋味甘平，尤其适合肌少症患者。

白术

白术的药用始载于《神农本草经》，被列为上品，"术味苦性温，主风寒湿痹死肌，痉，疸，止汗，除热，消食，作煎饵。久服轻身延年，不饥。"产于浙江临安於潜者，因其功效卓著，专称为於术。清代赵学铭《本草纲目拾遗》中记载："於术，即野术之产于於潜者。"因其良好的补益脾胃的作用，而有"南术北参"的美誉。白术亦为肌少症治疗中常用的补益脾胃药。

鸡肉

《食物本草》中记载："鸡，补虚羸甚要。主女人崩中漏下，赤白沃，补虚温中，止血通神，杀毒辟。乌雄鸡肉，微温，无毒，主补虚弱，止心腹痛，安胎，疗折伤痹病。黑雌鸡肉，味甘温，无毒，主风寒湿痹，安胎，止产后下血，虚羸，五缓六急，安心定志，除邪辟恶，腹痛及痿折骨痛，乳难。黄雌鸡肉，味甘酸，温平，无毒，主伤中消渴，小便数不禁，肠澼泄痢，补益五脏，续绝伤，添精髓，止劳劣，助阳，利水肿。筋骨，主小儿羸瘦，食不生肌。"

其中以黑雌鸡、黄雌鸡的鸡肉补虚羸效果尤佳。

鳝鱼

《食物本草》中记载："鳝鱼，味甘，大温，无毒。主补中，益气血，除腹中冷气。腹鸣，产前产后病，淋沥，瘦弱，气血不调，宜食。"鳝鱼能补气血，对于瘦弱患者尤为合适。

鳖

鳖，为滋阴补肾之上品，《食物本草》中记载："鳖，味甘，主补阴，调中益气，去热气，血热，温痹，腹中癥热，妇人带下，羸瘦。"鳖，滋味鲜美，是肌少症患者的补虚佳品。

（二）药膳之选

黄雌鸡汤

本方出自《景岳全书·妇人规》，原为主治产后虚羸腹痛，有温补气血之用。肌少症患者服之，能滋养气血、补虚扶羸。

材料：当归、白术（炒）、熟地黄、黄芪（炒）、桂心各半两，小黄雌鸡一只（2 斤左右），去头、足、肠、翅，细切。

做法：上述材料用水 7 碗，煮汤至 3 碗。

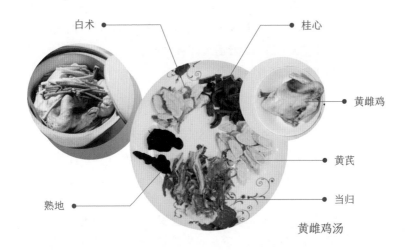

白术

桂心

黄雌鸡

黄芪

当归

熟地

黄雌鸡汤

蒸羊头

本方出自《易简方》，治风眩赢瘦，虚劳，手足无力及小儿惊痫。用羊头一枚，蒸熟切碎，以五味调和食之。羊肾做羹食，治肾劳损，精竭。

材料：羊头1个，生姜30克，葱少许，醋、酱油、盐适量。

做法：羊头洗净，加生姜，放蒸笼蒸熟。然后取出切片，以葱、生姜切细末加醋、酱油、盐作蘸料，即可食用。

【按】羊肉是中医药膳中的常用品，《伤寒论》有当归生姜羊肉汤，治寒疝腹中痛及胁痛里急，可见羊肉的补益之功。羊肉，性偏温，尤适合四肢不温的肌少症患者食用。

附：当归生姜羊肉汤

材料：当归9克，生姜15克，羊肉500克，黄酒、盐、酱油、清水适量。

做法

1. 当归、生姜清水洗净，切片备用。

2. 羊肉剔去筋膜，洗净切块，入沸水锅内焯去血水，捞出晾凉备用。

3. 将羊肉放入砂锅内，倒入适量清水，加入黄酒烧开，而后加入生姜，再次大火烧开，转小火慢炖，1 个半小时之后，加入当归再炖 15 分钟，加入盐、酱油调味后，即可食用。

4. 取出当归、生姜片，喝汤食肉。

山药黑米粥

材料：山药 50～100 克，黑米 50 克（菰米尤佳），枸杞子 15 克。

做法：将山药去皮洗净、切丁，与黑米、枸杞子同煮即成。

按 山药补虚羸，补中益气力，长肌肉。枸杞子，《食物本草》中记载："补气益精，坚筋骨，补劳伤。久食令人长寿。"菰米，《本草纲目》中记载："止渴，解烦热，调肠胃。"三者和用，益精气，补脾胃、肝肾，尤其适合肌少症患者中脾胃虚弱、纳呆食少的人。

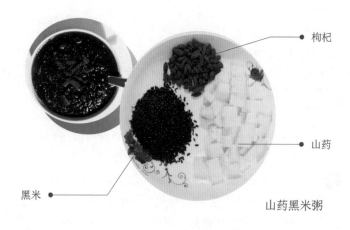

枸杞

山药

黑米

山药黑米粥

枸杞煲黄鳝

材料：枸杞子 60 克（布包），黄鳝 300 克，瘦猪肉 100 克，黄酒、盐、生姜适量。

做法：黄鳝去内脏切段，加黄酒、盐、生姜适量，与枸杞子、瘦猪肉，共炖至熟，食肉喝汤。

按 黄鳝肉味甘性温，归肝、脾、肾经，具有益气血、补肝肾、强筋骨、祛风湿等功效。与枸杞子搭配，补肾更强，适合证属肾气阴不足，临床表现为尿频量多，或浑浊如膏，腰膝酸软，口干多饮，疲乏消瘦者，食之可滋肾固摄。

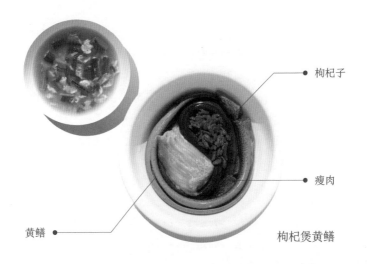

枸杞子

瘦肉

黄鳝

枸杞煲黄鳝

　　枸杞子、黄鳝滋补肾中精气，对于肌少症而有尿频、腰酸等肾虚表现者尤为适合。

　　八珍糕

　　此方出自《成方便读》，原方"治小儿脾胃虚弱，食少便溏，但觉体型羸瘦，不能胜苦劣之药者。"方中均由"纯甘之味"组成，以陈皮行其滞气，以米谷致其冲和，做而为糕，以补脾胃，土旺则自能生物，生生之气自可源源而来。适合肌少症中的脾胃虚弱者。

　　材料：白术、白茯苓、怀山药、莲肉、芡实各半斤、陈皮（焙）三两、甘草（炙）三两、腊米（炒）三升，共为末，

　　做法：白术、白茯苓、怀山药、莲肉、芡实皆蒸透晒干微炒，陈皮、甘草、腊米共为末，加洋糖作糕食之。

三、饮食禁忌

　　肌少症患者，多有气血不足之证，因此一些不利于气血生化的食物需要注意。

赤豆、赤小豆

《饮食须知》中记载："赤豆，味甘、酸，性平。同鲤鱼鲊食，令肝黄，成消渴。同米煮饭及作酱，食久发口疮。驴食足轻，人食身重，以其逐精液，令肌瘦肤燥也。"

"赤小豆，味甘、辛，性平下行。不可同鱼鲊食，久服则降令太过，使津血渗泄，令人肌瘦身重。"

按 赤豆及赤小豆，有利水消肿的功效，性质偏于祛邪，肌少症患者应以补益为主，赤豆及赤小豆应少食。

黑砂糖

《饮食须知》记载："黑砂糖，味甘，性温。多食令人心痛，生长虫，消肌肉，损齿发疳。同鲫鱼食，生疳虫。同冬葵食，成流癖。同笋食，成瘕，令身重不能行。令人每用为调和，徒取其适口，而不知阴受其害也。"

白砂糖

《饮食须知》记载："白砂糖，味甘，性寒。多食助熟损齿生虫。轻白如粉者，为糖霜。坚白如冰者，为晶糖。性味相同。"

按 甘属土入脾，过食甘则伤脾，土盛则消水，过食糖类，脾肾两伤，因此肌少症患者尤需禁忌。

茶

《饮食须知》中记载："茶，味苦而甘，茗性大寒，芥性微寒。久饮令人瘦，去人脂，令人不睡。大渴及酒后饮茶，寒入肾经，令人腰脚膀胱冷痛，兼患水肿挛痹诸疾。尤忌将盐点茶，或同咸味食，如引贼入肾。空心切不可饮。同榧子食，令人身重。饮之宜热，冷饮聚痰，宜少勿多，不饮更妙。酒后多饮浓茶，令吐。"

按 茶叶性寒，以清火为用，多饮损人阳气，不利于肌少症患者。

大枣

《饮食须知》中记载："枣子，味甘，生性热，熟性平。生食多令人热渴膨胀，动脏腑，损脾元，助湿热。患寒热胃弱羸瘦人不可食。同蜜食损五脏。熟枣多食，令人齿黄生䘌。同葱食，令五脏不和。同诸鱼食，令腰腹痛。勿与鳖蟹同食。久食最损脾，助湿热。患齿病疳病虫及中满者，勿食。小儿食多生疳。枣叶微毒，服之使人瘦，久即呕吐。"

按 大枣，易助湿热，能损伤脾胃，故应少食。

总按 肌少症患者的饮食，以补益气血为主，勿令气血损伤，因此饮食中要注意少进食损伤正气的食物。

骨质疏松症药膳

一、概述

骨质疏松症是一种以骨量低、骨组织微结构损坏，导致骨脆性增加，易发生骨折为特征的全身性骨病。骨质疏松症多为原发性，可分为Ⅰ型和Ⅱ型。Ⅰ型即女性绝经后骨质疏松症，常于绝经后 5～10 年发生，Ⅱ型是老年性骨质疏松症，包括老年男性和 70 岁以上女性。骨质疏松症患者早期可无明显不适症状，仅有乏力、腰酸、膝软，随着骨量的流失，逐渐出现身体疼痛、身高变矮、驼背，甚至发生脆性骨折。

中国古人对骨质疏松症的论述多见于骨痿、骨痹、骨枯等范畴，中医认为肾主骨、肾为先天之本，骨骼亦遵循生长、发育、成熟、衰老的规律，随着年龄的增长，肾气从中年的极盛逐渐向老年的衰退转变，故而骨质疏松症变得易于发生。《黄帝内经·素问·痿论》曰："肾者水藏也，今水不胜火，则骨枯而髓虚，故足不住身，发为骨痿。"说明肾水不足不能制水，火热内盛，消耗肾中精气，导致肾无所充。《黄帝内经·素问·宣明五气》曰："骨痹不已，复感于邪，内舍于肾。"肾虚骨痹，失于医治，又感受邪气再伤肾脏，说明骨痹的发生必有肾虚。整体来看，肾精亏虚是本病发生的基本病机，并与中医肝、脾等脏腑功能密切相关，病性有虚有实，然总归于精亏髓减、骨失所养而致。各种原因导致肾精不足、肾阳亏虚、肝肾阴虚、脾胃虚弱、脾肾阳虚、肾虚血瘀以及血瘀气滞等，均可导致该病的发生与发展。

早在1989年世界卫生组织（WHO）就明确提出骨质疏松症治疗的三大原则：补钙、饮食调节和运动疗法。其中，饮食调节被认为是防治骨质疏松症的重要方法，且饮食调节也是这三大原则中最易被患者接受、最易于坚持的治疗方法。中医食疗是中医学的特色疗法之一，在我国有着悠久的历史和丰富的治疗经验。中医自古就认为药食同源、药食同功、药食同理。食物与药物一样，具有寒、热、温、凉等性和辛、甘、酸、苦、咸等味，以及升、降、浮、沉等作用，只是其性能不如药物强烈，特别适合预防和补益。

二、药膳选编

（一）药物、食物选

粳米

《食物本草》中记载："粳米，味甘、苦，性平，无毒。主益气，止烦，止泻痢，壮筋骨，通血脉，和五脏，补益胃气，其功莫及。"《日华子诸家本草》中记载："粳米，壮筋骨，补肠胃。"《滇南本草》中记载："粳米，治诸虚百损，补中益气，强筋壮骨，生津，明目，长智。"

现代中药学理论认为，粳米，性平，归脾、胃经，可补益脾胃、益气生津，适用于纳呆、神疲乏力的脾胃虚弱型的骨质疏松症患者。

冬葵子

《神农本草经》《食物本草》中记载："冬葵子，主脏腑寒热，羸瘦，五癃，利小便，疗妇人乳难，下乳汁。久服坚骨，长肌肉，轻身延年。"对于小便不畅、淋沥热痛，或小便不利伴身浮肿者，或大便干燥难解的骨质疏松症患者亦可使用。

甘蓝

《本草纲目》中记载："甘蓝，性平，补骨髓，利脏腑并关节，通经络中结气，明耳目，健人少睡，益心力，壮筋骨。"

现代药理学研究结果显示，甘蓝富含维生素 A、维生素 K，具有抗胃溃疡、保护并修复胃黏膜组织的作用，同时，它还含有极其丰富的钙和磷，日常食用可在一定程度上补充骨质疏松症患者所缺的钙质，对于肾虚血瘀、脾胃虚弱型的骨质疏松症患者较适合。

枸杞子

《神农本草经》中记载："枸杞子，味苦寒，生平泽，治五内邪气，热中消渴，周痹。久服坚筋骨，轻身耐老。"《食物本草》中记载："枸杞子，茎叶味苦，性寒，补气益精，除风明目，坚筋骨，补劳伤。久食令人长寿。枸杞子，当用其红实，谚云：去家千里，莫食枸杞。言其可补益肾强盛也，可和羊肉做羹食，和粳米同煮粥食，入葱豉五味补虚劳尤胜。"

现代药理学研究发现，枸杞子中的枸杞多糖、枸杞子色素、甜菜碱，具有增强免疫力、抗衰老、抗肿瘤、清除自由基、抗疲劳、抗辐射、保肝、生殖功能保护和改善等作用。对于疲乏、无力、视物模糊、腰膝酸软，或大病之后体虚或虚劳的骨质疏松症患者非常适合。

木瓜

《食物本草》中记载："木瓜，味酸，性温，无毒，主湿痹交期，霍乱吐下，转筋不止，禀得木之正，故入肝利筋骨及血，病腰腿无力，调荣卫，助谷气。"

鹌鹑

《食物本草》中记载："鹌鹑，味甘，性平，补五脏，益中，续气，实筋骨，耐寒温，消结热。"

大雁

《食物本草》中记载：“大雁，味甘，气平，无毒。主风挛拘，偏枯，气不通利。久服益气，不饥，轻身耐老。”

鹿肉

《食物本草》中记载：“鹿肉，性温，补中，强五脏，益气力，调血脉。”“鹿髓，味甘，气温，主女男伤中绝脉，筋骨急痛。”

黄牛肉

《食物本草》中记载：“犍牛黄者，肉平，或温，无毒。消水肿，除热气，补虚损，益腰脚，强筋骨，壮健人。”《医旨绪余》中记载：“黄牛肉补气，与绵黄芪同功。”《医宗说约》中记载：“黄牛肉甘，健脾益气，壮骨强筋，乳养心肺，更解热渴，大肠滑利。”

朱丹溪在《格致余论·倒仓论》中记载：“肥嫩牡黄牛肉，长流水煮糜，滤滓取液，熬成琥珀色，取汤饮之，缓饮则下，急饮则吐，时缓时急，且吐且下，吐下后口渴，即服自己小便，亦能荡涤余垢。睡二日，乃食粥，调养半月，沉疴悉去（五年忌牛肉）。”

现代医学认为，牛肉含有丰富的蛋白质、氨基酸，脂肪相对较少，含有丰富的铁、钙，有利于促进造血、生长肌肉以及预防骨质疏松症。从中医角度来说，黄牛肉性温，有补益脾胃、强壮筋骨的作用，对于肾阳亏虚、脾肾阳虚型的骨质疏松症患者确实是一种难得的佳品。

（二）药膳之选

1. 核桃补肾粥

材料：核桃仁和粳米各 30 克，莲子、淮山药、黑豆各 15 克，巴戟天 10 克，锁阳 6 克。

做法：将上述用料洗净，黑豆可先行泡软，莲子去心，核桃仁捣碎，巴戟天与锁阳用纱布包裹，同放入锅中，加水煮至米烂粥成，捞出巴戟天、锁阳纱布包，调味咸甜不拘，酌量吃用。

功效：补肾壮阳、健脾益气。适用于脾肾两亏的骨质疏松症患者。

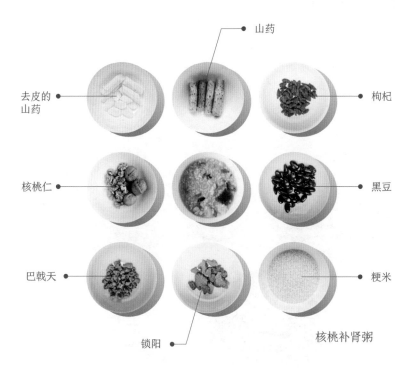

去皮的山药

山药

枸杞

核桃仁

黑豆

巴戟天

锁阳

粳米

核桃补肾粥

核桃五味子和蜜

材料：核桃 3 个，五味子 7 粒，蜂蜜适量。

做法：将取核桃仁和五味子研磨成细末，加入蜂蜜调服，睡前取 3 勺吞服。

功效：可改善肾虚伴耳鸣型骨质疏松症患者症状，亦可改善遗精。

2. 枸杞牛骨汤

材料：枸杞子 50 克，牛骨（含牛髓、牛肉）500 克，生姜、葱、香叶、八角及黄酒、白糖适量。

做法：将枸杞子洗净，加黄酒、白糖少许蒸制。另将牛骨置于锅中，水煮，开锅后撇去浮沫，加生姜、葱、香叶、八角少许再煮。见牛骨发白时，随即捞出牛骨，加入已蒸制的枸杞子，开锅后再去浮沫，调味后即可饮用汤汁，食用牛髓、牛肉。

功效：此方有滋补肝肾之阴，补血、益肾、强筋之功效，适用于肾精不足型的骨质疏松症、更年期综合征。对肝肾阴亏引起的失眠、头晕、耳聋、神经衰弱等也有疗效。

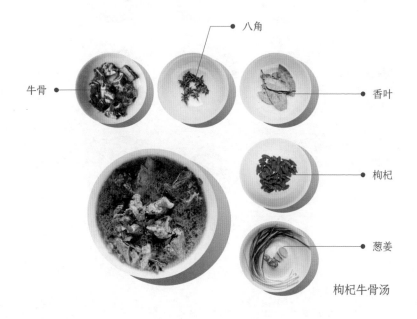

枸杞牛骨汤

仙茅炖猪肉

材料：仙茅、金樱子各 15 克，猪肉适量。

做法：将上两药材洗净捣碎布包，与猪肉同炖，文火煲汤 1～2 小时，食肉喝汤，每日 2 次。

功效：适用于肾阳虚衰型骨质疏松症患者。

黄精羊肉汤

材料：羊肉 250 克，黄精 20 克，沙苑子 20 克，可佐少量丁香、砂仁、生姜、葱以调味，食盐适量。

做法：剔去羊肉筋膜，洗净切块，入沸水锅内焯去血水，捞出晾凉备用。

将羊肉放入砂锅内，倒入适量清水及黄酒烧开，而后加入黄精、沙苑子、生姜，再次大火烧开，转小火慢炖，1个半小时之后，加入丁香、砂仁、葱再炖15分钟，吃肉喝汤。

功效：适用于患腰膝酸软、腰背疼痛、乏力、视物模糊、记忆力下降、耳鸣耳聋、齿摇发脱等症状的肝肾不足、脾胃虚弱的骨质疏松症患者。

高血压药膳

一、概述

高血压作为"三高"家族的第一名，已经是我国居民耳熟能详的一大疾病。每个人身边似乎都有那么几位患高血压的亲朋好友。那么，什么是高血压？高血压是指在未使用降压药的情况下，非同日三次测量，收缩压（SBP）≥ 140mmHg和 / 或舒张压（DBP）≥ 90mmHg。根据病因可分为原发性高血压和继发性高血压。原发性高血压是以体循环动脉压升高为主要临床表现的心血管综合征，是导致心脑血管疾病最重要的危险因素，常与其他心血管危险因素共存，可引发重要脏器，如心、脑、肾脏的结构改变和功能损伤，最终导致这些器官的衰竭。对于现代医学名词高血压，古老的中医并没有对应的专有名词，但对于高血压症状却一直藏在古书的描述之中，眩晕、头痛、中风是常见的代名词。

以眩晕为例，眩晕的主要表现常有头晕目眩，有时可伴头痛、眼胀感，多见于中老年人，亦可发于青年人，本病可反复发作，妨碍正常工作及生活，《医学正传》中记载"眩晕者，中风之渐也"，指出严重者可发展为中风、厥证或脱证而危及生命，与现代高血压最为相似，主要是由于情志、饮食内伤、体虚久病、失血劳倦及外伤、手术等病因，引起风、火、痰、瘀上扰清窍或精亏血少，清窍失养为基本病机。临床上用中医中药防治眩晕，基于同一理论基础的药膳对改善眩晕有着积极的作用。

此外，高血压控制不良除了诱发心脑血管意外，还可能产生其他多种并发症，比如高血压继发的眼底动脉硬化、肾功能衰竭、视物模糊、泡沫尿、水肿等。因此，对于适用此类并发症的药膳，本篇亦有收录。

二、药物、食物选

天麻

《神农本草经》中记载只有赤箭一名，后人改称为天麻。天麻实为赤箭的根，为其药用部分。味辛，气温，无毒，也属平性药，主治诸风湿痹、四肢拘挛、瘫痪不随、眩晕头痛等症。李时珍在《本草纲目》里说："天麻乃肝经气分之药……眼黑头眩，风虚内作，非天麻不能治。天麻乃定风草，故为治风之神药。"因此天麻对于肝阳化风、肝风内动的高血压很适合。

菊花

《食疗本草》中记载："甘菊，其叶正月采，可做羹；茎，五月五日采；花，九月九日采，并主头风目眩、泪出，去烦热，利五脏。"《本草纲目·草部·菊》指出："菊花味苦、平，无毒"，可治"风热头痛、眼目昏花"。整体来说，菊花有一定的清热解毒作用，对于肝阳上亢型的高血压，菊花茶是非常常见的一款日常茶品，也可搭配桑叶共同饮用。

枸杞子

《本草纲目》中记载："枸杞子，味苦、寒，无毒。"主治"肾经虚损，眼目昏花，壮筋骨，补精髓。"枸杞子的补肾明目功能主要针对肝肾之阴不足的患者，因此，对于同属肝肾阴虚证型的眩晕患者，枸杞子补益精血、肝肾之阴的功能可以起到一箭双雕的效果。

茶（茗）

《食疗本草》中记载："茶，主下气，除好睡，消宿食"；"茗叶利大肠，去热解痰。煮取汁，用煮粥良。"

白术

《本草纲目》中记载："白术味甘，气温，无毒。"可治"四肢肿满……中风口禁、不省人事……头忽晕眩，四体消瘦。"白术，甘温、燥湿、除痰，还有一定的利水消肿作用，对于痰浊内阻型的高血压所致的眩晕、头痛效果较好。茯苓亦有类似效果。

芹菜

《滇南本草》中言："芹菜可治头热，止头痛，祛风。"现代中医大家叶橘泉在《本草推陈》中指出，食用芹菜可"治肝阳头晕、面目红赤、头重脚轻、脚步飘摇等症"。

鲤鱼

《食物本草》记载："鲤鱼，味甘，性寒，无毒。煮食之，疗水肿脚满，下气又安胎，治怀妊身肿。"由此可见，对于患有子肿（怀孕中晚期下肢水肿）的孕妇，可适当食用鲤鱼。

按 据《本草纲目》记载，鲤鱼忌与天门冬、猪肝、犬肉、鸡肉、冬葵同食。

鸭肉

鸭肉，味甘、平、微咸，《本草汇言》中记载可"补虚劳，治骨蒸痨热"。《食疗本草》中指出野鸭肉可"补中益气、消食……平胃气、调中轻身"，白鸭肉可"补虚，消毒热，利水道"。总体来说，鸭肉作为滋阴清热的食材，滋阴作用较好，适用于肾精不足引起的眩晕。

三、药膳之选

榨芹菜汁

可选用新鲜芹菜 50～100 克，绞汁或使用榨汁机榨蔬菜汁，过滤杂质，每服 50～100 毫升；亦可加大枣 10 颗，或取 10 毫升蜂蜜，或使用 1 克甜叶菊共同榨汁，以调和芹菜蔬菜汁的口味。

以上做法可每日当茶饮用，有利于改善血压及血管硬化。对于胃寒、腹泻者不适用。

杞菊绿茶饮

枸杞子 6 克，菊花 3 克，绿茶 3 克，三者共同放入瓷杯或养生壶中，加入适量沸水冲泡，少量频饮代茶用，可补益肝肾之阴，又可平肝潜阳，改善头晕、目眩症状，改善血压。对于胃寒、腹泻者不适用。

玉米须饮

玉米须适量，开水冲泡或水煎代茶饮用，有降压利尿的作用，适用于肝肾阴虚型高血压。

山楂麦芽茶

每天用山楂、麦芽各 9～15 克，水煎代茶饮用，有降压作用，适用于高血压兼有高脂血症、冠心病的患者。

天麻老鸭汤

天麻 10～30 克，老鸭 1 只剖净洗净、切块，茯苓 20 克，加入适量老酒、白糖，少许盐，共同炖煮而食。天麻是治疗眩晕的要药，适用于肝肾之阴不足，引发肝阳上亢、肝风内动的头晕；茯苓有健脾祛湿之效，又有淡渗利水之功，脾得健运则痰湿易化；结合老鸭的滋阴益气作用，是一道风味与功效兼具的家常菜。

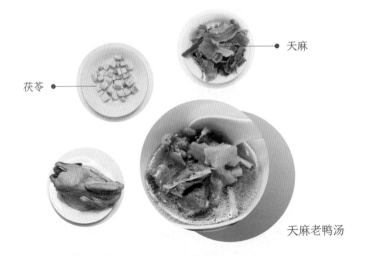

茯苓

天麻

天麻老鸭汤

天麻鲤鱼汤

天麻 10～30 克泡水，鲤鱼 1～2 条，川芎 10 克，茯苓 10 克，加上料酒、盐、白糖、酱油、葱、生姜调味，将鱼切块，与天麻共同浸水，以利于吸收其精华，加川芎、茯苓蒸食之。天麻作用同前述，鲤鱼有下气、镇惊、利水的作用，对于高血压日久伤肾后引发的水肿、蛋白尿均有益处。

四、饮食禁忌

1. 高血压患者的饮食禁忌是需要在日常生活中注意低盐、低脂饮食，高纳饮食会引起患者血管中的水钠潴留，进而引发血压升高。临床医学要求高血压患者一天内摄入的食盐量少于 6 克，由于高血压患者往往伴有冠心病、高脂血症、糖尿病等疾病，因而高血压患者的饮食还需低脂、低糖。其中，需要注意的是除了控制明显的食盐用量之外，还有其他隐形钠盐也需要控制，比如酱油、腌制食品、苏打饼干、含钠的其他药物。正如《老老恒言》中所言"凡食物不可废咸，但少加使淡，淡则物之真性真味俱得……《内经》云：血与咸相得则燥，血燥则凝。"适当地控制盐摄入量，不仅有利于得到食物真味，更有助于血行。

2. 高血压患者多有阴虚之本，兼夹肝郁、肝风、火热、痰浊、血瘀，虚实夹杂，且多上冒之证。对于常常有眩晕、头痛的患者来说，必须慎用、少用升发补益之品，比如人参、党参、黄芪、升麻、柴胡等药物，对于羊肉、狗肉、鹅肉这类阳气偏亢的食物也需谨慎，避免阴阳失衡，肝阳过亢，引发动风、中风之患。

3. 忌酒

《饮食须知》曰："酒，味有甘、苦、淡、辛、涩不一，性热，有毒。多饮助火生痰，昏神软体，损筋骨，伤脾胃，耗肺气，夭人寿。……凡饮酒宜温不宜热，宜少不宜多。有火证、目疾、失血、痰嗽、痔漏疮疥者，并宜忌之。"《随息居饮食谱》亦说："酒性皆热，烧酒尤烈，不但耗谷麦，亦最损人，尤宜禁之。"总的来说，酒性升散、走串，如有关节之痹痛，酒是良药，但对已有风动之渐的高血压患者来说，饮酒会增加中风的可能性，应鼓励患者积极戒酒或减少饮酒。

糖尿病药膳

一、概述

糖尿病是一组以高血糖为特征的代谢性疾病，是由于胰岛素分泌缺陷或其生物作用受损引起的，临床上常见多饮、多食、多尿、消瘦、乏力等症状，长期的高血糖，可导致身体各种组织，特别是眼、肾、心脏、血管、神经的慢性损伤和功能障碍。根据国际糖尿病联盟2019年发布的最新流行病学数据显示，全球约4.63亿人（20～79岁）患糖尿病，我国成人糖尿病患者人数则高达1.164亿。研究显示，我国糖尿病患病率不断增长与现代生活水平提高、生活方式改变、体力活动减少、营养过剩等密切相关。

糖尿病在中医属消渴病的范畴，是由于阴亏燥热、五脏虚弱所致。病因主要责之于饮食失节，损伤脾胃；情志不调，化火伤阴；劳欲过度，肾精亏虚；禀赋不足，五脏虚弱。病机特点为阴虚为本，燥热为标；气阴两虚，阴阳俱衰；正气不足，瘀血内生；脏腑虚损，变证百出。其病位主要在肺、脾（胃）、肾，病性常为虚实夹杂。许多医家依据本病三多症状的偏重不同，将消渴分上、中、下三消，刘完素《三消论》即是阐述三消燥热学说的专著。上消表现为多饮、烦渴不止；中消多食仍感饥饿；下消多饮多尿、尿有甜味、小便频数。治疗以养阴生津、清热润燥为基本原则，在此基础上，根据肺、胃、脾、肾病位的偏重，配合润肺、养胃、健脾、滋肾等法。病久阴损及阳，则阴阳俱补，夹瘀者，则活血化瘀。

饮食疗法乃目前公认的一项基础治疗，适用于糖尿病任何临床类型的任何阶段。药膳则是在中医理论指导下融药食于一体的特殊饮食。各项临床研究表明，以科学合理、定量定餐、辨证施膳为原则，通过采用糖尿病食谱和药膳治疗，对缓解症状、改善血糖、减少降血糖药的剂量、防止和延缓并发症，起到了重要的辅助作用。

二、药膳选编

（一）药物、食物选

玉竹

玉竹，味甘，性平，具有养阴润肺、除烦止渴的功效。《本草崇原》记载："玉竹，久服去面黑干，好颜色，润泽，轻身不老。"《本草拾遗》记载："玉竹，主聪明，调血气，令人强壮。"玉竹质多津液，禀太阴湿土之精，久服则溢津液。玉竹归肺胃经，对老年糖尿病属肺胃阴虚者尤为适合。

葛根

葛根味甘、辛，性平，具有解肌发表、生津止渴、升阳止泻之功。《食物本草》记载："葛根，治中热酒渴病，多食利小便，亦能使人利。"《神农本草经》记载："葛根，生川谷，治消渴，身大热，呕吐诸痹，起阴气，解诸毒。"葛根具有较好的生津止渴作用，归脾胃经，因此对病位在中焦的中消者最适合。

枸杞子

枸杞子味甘，性平，具有滋肾润肺、平肝明目之功效。《本经》记载："枸杞子，久服坚筋骨，轻身不老。"《药性论》记载："枸杞子能补益精诸不足，易颜色，变白，明目，安神，令人长寿。"《食物本草》记载："枸杞子和羊肉做羹食，和粳米煮粥食，入葱豉五味补虚劳尤胜。"《神农本草经》记载："枸杞子，治五内邪气，热中消渴，周痹。"枸杞子归肝肾经，对下消属肾虚不足者尤为适宜。

桑椹

桑椹，味甘、酸，性寒，有补益肝肾、滋阴养血之功。《本草拾遗》记载："桑椹，利五脏、关节，通血气""久服不饥……变白不老"。《本草崇原》记载："桑椹，止消渴。"《滇南本草》记载："桑椹，益肾脏而固精，久服黑发明目。"《食物本草》记载："桑椹，主消渴，或暴干和蜜食之，令人聪明。"桑椹归心、肝、肾经，有较好的滋阴、生津、润燥之功，对肾阴亏虚之下消者尤为适宜。

山药

《本草崇原》记载："山药，气味甘平，主伤中，补虚羸，长肌肉，强阴。"因古时帝王避讳名字同音，称其为"薯蓣"。山药得中土之专精，乃补太阴脾土之要药。治消渴名方"玉液汤"，就是以生淮山药为主，以其能补脾固肾，以止小便频数，色白入肺，能润肺生水以止渴。山药归脾、肺、肾三经，对上、中、下三消均可为用。

玉米须

玉米须，味甘性平，有利水消肿、利湿退黄的功效。《滇南本草》谓其"宽肠下气，治妇人乳结红肿，或小儿吹着，或睡卧压着，乳汁不通，红肿疼痛，怕冷怕热，头痛体困。"《岭南采药录》记载："玉米须治小便淋沥砂石，苦痛不可忍。"

现代医学研究表明，玉米须的有效成分是玉米须多糖、总皂苷、黄酮及提取物，有良好的降血糖作用，可单味煎服或开水反复冲泡代茶饮。

猪胰子

《日用本草》谓其"主脾胃虚热"。《随息居饮食谱》记载："猪胰，血肉之品，无克伐之虞。"《神农本草经疏》谓之"甘寒则津液生，滑泽则垢腻去。"猪胰子即猪的胰脏，味甘性平，入肺、脾经，具有养阴润肺、健脾胃、润燥之功，常用于肺虚咳嗽、气喘、咯血、脾虚泄泻、乳汁不通、手足皲裂和糖尿病。

（二）药膳之选

葛根冬瓜汤

葛根粉30克，冬瓜去皮250克，共煮为汤食用。

《食物本草》记载："冬瓜，味甘，微寒，主除小腹水胀，利小便，止渴，益气耐老，去满，去头面热。热者食之佳，冷者食之瘦。欲轻健者食之，欲肥胖者勿食。"糖尿病燥热较盛，证属肺热津伤，临床表现为口干舌燥、烦渴多饮者，饮之可利小便、清热、生津、止渴。需要注意的是，不可多服、久服，中病即止，因"冬瓜性走而急"，利尿太过也易伤阴。

玉竹煲南瓜

玉竹30克，鲜南瓜500克，加水适量煮熟，食瓜喝汤。

《滇南本草》记载："南瓜，味甘、平，性微寒，入脾、胃二经，横行经络，分利小便。"玉竹搭配南瓜，可加强清脾胃之火，适合证属胃热炽盛，临床表现为多食易饥、体型消瘦、大便秘结、口渴多饮者，食之可清胃泻火、养阴生津。需要注意南瓜不宜多食，尤其胃中有积者，食之易气胀呃逆。

滋膵饮

生黄芪15克，生地黄30克，生淮山药30克，山萸肉15克，生猪胰子切碎。将前四味煎汤，送服猪胰子一半，至煎渣时，再送服余一半。

古时谓消渴为中焦膵病而累及脾，致脾气不能散精达肺（《黄帝内经》记载："脾气散精上达于肺"），则津液少，不能通调水道（《黄帝内经》记载："通调水道，下输膀胱"），则小便无节，易渴而多饮、多溲。古人用猪胰子治消渴乃以脏补脏。

三、饮食禁忌

糖尿病患者，多有阴虚燥热之象，久病还可导致气阴阳俱虚，因此一些伤阴动火的食物需要注意避免食用，主要有以下几种。

羊肉

《食物本草》记载："羊肉，味甘，大热。主缓中，虚劳寒热，补中益气，肥健人……。南方之羊，多受湿，湿则有毒，南人食之甚补益，但以其能发，病者皆不可食。"羊肉性大热，是发物，易伤阴动血，适合阳虚寒凝之证，糖尿病患者多阴虚有热，食之易加重偏颇。

狗肉

《食物本草》记载："犬肉，味咸、酸，性温。主安五脏，补绝伤，轻身，益气力血脉，厚肠胃，实下焦，暖腰膝，填精髓。阴虚发热者勿食。不可炙食，致消渴。"人食犬肉多致病，南人为甚，大抵人之虚多是阴虚，犬肉补阳，不知其害。且黄狗肉大补，白黑次之，余者微补。

鲤鱼

《食物本草》记载："鲤鱼，味甘，性平。阴极则阳复，故能发风动火，同犬肉豆藿食，令消渴。"鲤鱼脊上两筋及黑血有毒，不可食。鲤鱼子合猪肝食，能害人。勿同鸡肉、鸡子食。鲤鱼易动火伤阴，糖尿病宜少食之。

酒

《饮食须知》记载："酒，味有甘、苦、淡、辛、涩不一，性热，有毒。多饮助火生痰，昏神软体，损筋骨，伤脾胃，耗肺气，夭人寿。酒后饮茶多，伤肾聚痰，消渴痰饮。凡饮酒宜温不宜热，宜少不宜多。有火证、目疾、失血、痰嗽、痔漏疮疥者，并宜忌之。"糖尿病多属气阴两虚，阴虚燥热，后期常变生目疾、肾疾等，酒乃大热大辛之品，易加重阴虚燥热，伴有糖尿病肾病、糖尿病视网膜病变等并发症的更不宜饮用。现代研究显示，饮酒会给糖尿病患者带来诸多弊端，如加剧血糖紊乱、血脂异常以及诱发酮症、低血糖等，弊远远大于利。

总按 糖尿病患者的饮食，总以养阴清热为主，根据肺、脾（胃）、肾病位侧重的不同，辨证选用相关药食物，如上消甚者可选用滋阴清热、生津止渴之品，中消甚者可选用清胃泻火、养阴生津之品，下消甚者可选用滋肾固摄、阴阳双补之品。同时要注意避免伤阴、动火、耗气的食物，以免加重病情。

肿瘤药膳

一、概述

恶性肿瘤是由患者自身产生的、可以进行无限增殖的、并且可以由身体一个部位转移到其他部位的一种疾病，其病因尚未完全明确。目前认为主要有两大类诱因：一为外界致癌因素，包括化学致癌物（甲醛、亚硝酸盐、黄曲霉素、乙醇、烟草等），生物致癌物（乙肝病毒、人类乳头瘤病毒、幽门螺杆菌等）及物理致癌因素（电离辐射、紫外线灯等）；一为内源性致癌因素，包括原癌基因（*Ras*、*Myc*、*Neu* 等）的激活及抑癌基因（*P53*、*P16*、*Rb* 基因、*nm23* 等）的丢失、变异或失活。根据 2019 年 1 月国家癌症中心发布的最新全国癌症统计数据，我国每年恶性肿瘤发病人数高达 392.9 万，并且呈上升趋势，每年约 233.8 万人死于恶性肿瘤，恶性肿瘤对人民健康和生命造成了严重威胁，给家庭和社会带来了沉重负担。

恶性肿瘤在中医属于瘤、岩、癥瘕等范畴，其产生是在正气亏虚、脏腑虚弱的基础上，外邪与内生的病理产物相搏，气滞血瘀、毒聚痰结、久而成积，其病因病机无外乎气、血、痰、瘀、虚。目前对恶性肿瘤的治疗越来越强调综合治疗，重视中西医结合，重视患者的生活质量，重视中西医结合治疗的优势和与单纯西医治疗的互补作用，综合治疗深受广大肿瘤患者的欢迎。药膳在中医中属于食复范畴，在《黄帝内经》《伤寒杂病论》《诸病源候论》等中医经典古籍中均有所提及。中医认为不当饮食能损伤中焦脾胃，脾胃败则疾病竞起，或痼疾迁延不愈；倘若通过饮食进行调摄，将能有效预防与遏制疾病的发生和发展。根据恶性肿瘤的不同分类、不同分期、不同治疗阶段及不同证候等配合相应的药膳治疗，对减少放化疗不良反应、提高生活质量、延缓疾病进展等具有积极的作用。

二、药膳选编

（一）药物、食物选

山药（薯蓣）

《本草崇原》记载："山药，气味甘平，无毒。主伤中，补虚羸，除寒热邪气，补中，益气力，长肌肉，强阴。久服耳目聪明，轻身不饥，延年。"

现代中药学理论认为，山药，味甘，性平，归肺、脾、肾经，有补脾养胃、生津益肺、补肾固精之功效，适用于病程日久、虚羸形瘦的肿瘤患者。

大枣

《本草崇原》记载："大枣，气味甘平，无毒。主心腹邪气，安中，养脾气，平胃气，通九窍，助十二经，补少气、少津液，身中不足，大惊，四肢重，和百药。久服轻身，延年。"

现代中药学理论认为，大枣味甘、性平，归脾、胃经，有补中益气、养血安神、缓和药性之功效，适用于化疗后脾胃虚弱、血细胞减少的肿瘤患者。

薏苡仁

《本草新编》记载："薏苡仁，味甘，气微寒，无毒。入脾、肾二经，兼入肺。疗湿痹有神，舒筋骨拘挛，止骨中疼痛，消肿胀，利小便，开胃气，亦治肺痈。"

现代中药学理论认为，薏苡仁味甘、淡，性微寒，归脾、胃、肺经，有利水渗湿、健脾止泻、祛湿除痹、清热排脓之功效，适用于脾虚湿困、食欲缺乏、便溏的肿瘤患者。

芡实

《本草崇原》记载："芡实，气味甘平涩，无毒。主湿痹，腰脊膝痛，补中，除暴疾，益精气，强志，令耳目聪明。久服轻身不饥，耐老神仙。"

现代中药学理论认为，芡实味甘、涩，性平，归脾、肾经，有补脾祛湿、益肾固精之功效，适用于脾虚泄泻、肾虚不固的肿瘤患者。

莲子（莲实）

《本草崇原》记载："莲子，气味甘平，无毒。主补中，养神、益气力、除百疾。久服轻身耐老，不饥延年。"

现代中药学理论认为，莲子味甘、涩，性平，归脾、肾、心经，有补脾止泻、益肾固精、养心安神之功效，适用于脾虚泄泻、肾虚不固、虚烦不眠的肿瘤患者。

桑椹

《本草崇原》记载："桑椹止消渴，利五脏，关节痛，安魂，镇神，令人聪明，变白不老。"

现代中药学理论认为，桑椹味甘，性寒，归心、肝、肾经，有滋阴补血、润肠生津之功效，适用于放、化疗后血细胞下降、口干舌燥、大便干结的肿瘤患者。

百合

《本草崇原》记载："气味甘平，无毒。主治邪气腹胀心痛，利大小便，补中益气。"

现代中药学理论认为，百合味甘，性微寒，归肺、心经，有润肺止咳、清心安神之功效，适用于燥热咳嗽、痰中带血、虚烦惊悸、失眠多梦的肿瘤患者。

（二）药膳之选

虫草炖老鸭

材料：冬虫夏草 3～5 根，老雄鸭 1 只，酱油、黄酒适量。

做法：去除老雄鸭内脏，将鸭头劈开，纳药于中，仍以线扎好，加入酱油、黄酒蒸烂食用。其药气能从头中直贯鸭全身，无不透浃。

功效：凡病后虚损人，每服一鸭，可抵人参一两。

🔘 **按** 原方出自《本草纲目拾遗》，认为冬虫夏草"治腰膝间痛楚，有益肾之功""入药故能治诸虚百损，以其得阴阳之气全也"。现代中药学理论认为，冬虫夏草味甘性温，归肾、肺经，有补肺益肾、止血化痰之功效，适用于免疫力低下、久咳虚喘、劳嗽咯血、腰膝酸痛的肿瘤患者。

参茸炖龟

材料：龟肉 500 克，人参 10 克，鹿茸 3 克，生姜、料酒、菜油适量。

做法：将龟肉与人参、鹿茸置于锅内，放入生姜、清水，烧开后撇去泡沫，再加料酒、菜油文火炖至肉熟透，加入调料，焖 3～5 分钟，即可食用。

功效：补元气，生精血，适用于体虚气弱、四肢无力、精神疲惫、食欲缺乏、化疗致血细胞减少的肿瘤患者。

🔘 **按** 据《本草崇原》记载，"人参，气味甘，微寒，无毒，主补五脏，安精神，定魂魄，止惊悸，除邪气，明目，开心，益智。久服轻身，延年""鹿茸，气味甘温，无毒，主治漏下恶血，寒热，惊痫，益气，强志，发齿，不老。"

枸杞熟地炖甲鱼

材料：甲鱼 300 克，枸杞子 30 克，熟地黄 15 克，黄芪 10 克。

做法：将甲鱼杀死，洗净，去头、爪，切成小方块，置于锅内，再放入枸杞子、熟地黄、黄芪，加适量清水，大火烧开，撇去浮沫，改用文火，炖至甲鱼肉熟透即成。

功效：滋阴补血，适用于形瘦无力、面色苍白或萎黄、精神疲惫、贫血明显，或伴有虚热盗汗的肿瘤患者。

按 据《本草崇原》记载，枸杞子，"气味甘，性寒，主坚筋骨，耐老，除风，去虚劳，补精气"；干地黄，"气味甘，性寒，无毒，主伤中，逐血痹，填骨髓，长肌肉，久服轻身不老"；黄芪，"气味甘，微温，无毒，主痈疽，久败疮，排脓止痛，大风癞疾，五痔鼠瘘，补虚，小儿百病。"

（三）饮食禁忌

中医认为，食物之所以能防治疾病，是由于它本身特有的性味所决定的，这就是食物的"食性"。但如果不懂食性，对于某些特殊体质或疾病的人群，如肿瘤患者，不当的饮食就可能诱发或加重疾病，民间所说的发物，根据其性味可分为动火发物、动风发物、助湿发物及积冷发物等。

酒类

《饮食须知》记载："酒，其味有甘、苦、酸、淡、辛、涩不一，其性皆热，有毒。多饮助火生痰，昏神软体，损筋骨，伤脾胃，耗肺气，夭人寿。"

葱

《饮食须知》记载："葱，味辛，叶温、根须平。正月食生葱，令人面上起游风。多食令人虚气上冲，损须发，五脏闭绝，昏人神。"

大蒜

《饮食须知》记载："大蒜，味辛，性温，有毒。生食伤肝气，损目光，面无颜色，伤肺伤脾。多食生痰，助火昏目。四八月食之伤神，令人喘悖。"

胡椒

《饮食须知》记载："胡椒，味辛，性大热，有毒。多食损肺，令人吐血助火，昏目发疮。有实火及热病患食之，动火伤气，阴受其害。"

羊肉

《饮食须知》记载："羊肉，味甘性热。同荞麦面、豆酱食，发痼疾。同醋食，伤人心。同酪食，害人。热病、疫证、疟疾病后食之，复发致危。"

狗肉

《饮食须知》记载："狗肉，味酸、咸，性温。同生葱蒜食，损人。同菱食，生癫。白犬合海食，必得恶病。勿炙食，令消渴。疫证及热病后食之，杀人。"

按 上述食物均属于动火发物，多具有辛热燥烈之性，肿瘤患者在疾病发展过程中往往伴随持续或反复低热症状，一般认为是由于肿瘤生长，坏死物质被机体吸收所致。过多食用上述食物不仅助热动火、耗伤津液、活血散血、诱发疮疡，还可能促进肿瘤病情的进展，故需忌之。

黄颡鱼

《饮食须知》记载："黄颡鱼，味甘，性平，微毒。状似小，身青黄色，腮下有二横骨、两须，有胃，作声轧轧。多食发疮疥，不益人。反荆芥，能害人。"

鳗鲡鱼（鳗鱼）

《本草新编》记载："鳗鲡鱼，味甘，气寒，有毒。非补益之药，然食之杀虫，使尸虫尽绝。瘵瘵重生，又不可为，非补也。"

螃蟹

《本草新编》记载："螃蟹，味咸，气寒，有毒。夙疾人食之，其病复发。此物最不利人，而人最喜噬。若入药，则只用之于跌损之内也。"

鹅肉

《饮食须知》记载："鹅肉，味甘，性寒；苍鹅，性冷，有毒；嫩鹅，有毒。多食令人霍乱，发痼疾，生疥疮。患肿毒者勿食。火熏者尤毒。虚火咳嗽者勿食。"

鸡肉

《饮食须知》记载："鸡肉，味甘酸，性微温。善发风助肝火。同葫蒜芥李及兔犬肝犬肾食，并令人泻痢。同鱼汁食，成心瘕。同鲤鱼、鲫鱼、虾子食，成痈疖。"

按 上述食物皆属于动风发物，多具升发、散越之性，多食令人阴阳脏腑之气不平，阳气升散发越，内风亢逆，邪毒走窜，诱发宿疾，变生诸疾，可能增加肿瘤进展、转移风险，故肿瘤患者需忌之。有现代医家认为，同理，黄鳝、泥鳅等无鳞鱼类肿瘤患者亦需忌之。

饴糖

《饮食须知》记载："饴糖，味甘，性温。多食生痰助火，动脾风，发湿热。患中满、吐逆、秘结、牙、赤目、疳病者，切忌食之。勿同猪心、肺食，服半夏、石菖蒲者忌之。"

蜂蜜（蜂胶、蜂王浆）

《饮食须知》记载："蜂蜜，味甘，性微温。多食动脾。七月勿食生蜜，令人暴下霍乱。青赤酸者，食之心烦。与李、生葱、韭菜、薤头、莴苣同食，令人利下。勿同黍米食。食蜜饱后，不可食，令人暴亡。多食发湿热病，生虫。"

糯米

《饮食须知》记载："糯米，味甘，性温。多食发热，壅经络之气，令身软筋缓。久食发心悸，及痈疽疮疖中痛。同酒食之，令醉难醒。糯性黏滞难化，小儿病患更宜忌之。"

猪肉（猪头肉）

《饮食须知》记载："猪肉，味苦，性微寒，有小毒。江猪多食令人体重，作脯少有腥气。多食令人暴肥，盖虚风所致也。头肉有毒，多食动风发疾，猪肉毒在首，故有病者忌之。项肉俗名槽头肉，肥脆能动风。"

按 上述食物均属于助湿发物，多具胶着黏滞、肥甘涩腻之性，多食易滞脾碍胃，可加重肿瘤患者之脾胃虚弱，生湿化热。且现代医学认为，蜂蜜及蜂胶、蜂王浆三者雌激素含量较高，与部分肿瘤尤其是乳腺癌等激素依赖性肿瘤的发生、发展及预后关系密切，故需忌之。

苋菜

《饮食须知》记载："苋菜，味甘，性冷利。多食发风动气，令人烦闷，冷中损腹。凡脾胃泄泻者勿食。"

茄子

《饮食须知》记载："茄子，味甘、淡，性寒，有小毒。多食动风气，发痼疾及疮疥。虚寒、脾胃弱者勿食，诸病患莫食，患冷人尤忌。"

柿子

《饮食须知》记载："柿子，味甘，性寒。多食发痰。同酒食易醉，或心痛欲死。同蟹食，令腹痛作泻，或呕吐昏闷。鹿心柿尤不可食，令寒中腹痛。"

梨

《饮食须知》记载："梨，味甘、微酸，性寒。多食令人寒中损脾，萎困金疮。乳妇产后血虚者，勿食。生食多成冷痢。"

西瓜

《饮食须知》记载："西瓜，味甘，性寒。胃弱者不可食，多食作吐利，发寒疝，成霍乱冷病。"

按 上述食物皆属于积冷发物，多具有寒凉滑利之性，能伤阳生寒，影响脏腑运化，故肿瘤患者属素体阳虚、阴寒内盛，见腹冷痛、泄泻、水肿等寒证、湿证者均不宜多食。

口腔溃疡药膳

一、概述

口腔溃疡作为我们日常生活中的常见病，虽病在局部，但常常给我们带来很多困扰。特别是当其反复发作、经久不愈时，会影响我们的正常饮食、交谈，降低生活质量。

中医自古有云"药食同源"，自然界中的食物和药物一样，有其各自不同的属性。其实，有些口腔溃疡是生活中常见的小问题，可以通过饮食的调理改善，就看我们如何巧妙地利用食物的性质。

口腔溃疡具有复发性和自限性，以口腔内黏膜、唇、舌、上腭、牙龈等处发生溃疡为特征，目前发病机制还不是太清楚，可能与内分泌失调、免疫功能异常、精神紧张、维生素及微量元素缺乏等有关。在中医理论中，口腔溃疡称为口疮、口糜。《口齿类要》有云："上焦实热，中焦虚寒，下焦阴火，各经传变所致，当分别而治之"。三焦的病变及五脏的功能失调都会导致口疮的发生。临床上，比较多见的口疮患者有心胃实火型、肝郁实火型、阴虚火旺型、脾胃虚弱型等，通过中医辨证论治，多能有比较好的疗效。那同样在饮食的选择上，也要根据不同的情况有所区别。

二、药膳选编

（一）药物、食物选

薏苡仁

《本草崇原》记载："薏苡仁，气味甘，微寒，无毒。主筋急拘挛，不可屈伸，久风湿痹，下气。久服轻身益气。米谷之属，夏长秋成，味甘色白，其性微寒，禀阳明金土之精。主治筋急拘挛，不可屈伸者，阳明主润宗筋，宗筋主束骨而利机关，盖宗筋润，则诸筋自和。机关利，则屈伸自如。又，金能制风，土能胜湿，故治久风湿痹。肺属金而主气，薏苡禀阳明之金气，故主下气。治久风湿痹，故久服轻身，下气而又益气。"

按 薏苡仁，性微寒，能除湿，适用于湿热明显的口疮患者。

百合

《本草崇原》记载："百合，气味甘平，无毒。主治邪气腹胀心痛，利大小便，补中益气。百合色白属金，味甘属土，昼开夜合，应天道之昼行于阳，夜行于阴，四向六合，应土气之达于四旁。主治邪气腹胀心痛者，邪气下乘于脾，则地气不升而腹胀。邪气上乘于肺，则天气不降而心痛。盖腹者脾之部，肺者心之盖也。利大小便者，脾气上升，肺气下降，则水津四布，糟粕营运矣。补中者，补脾。益气者，益肺也。"

按 百合，补脾益肺，养阴润燥，口疮患者适量食之可益于疾病恢复。

莲子（莲实）

《本草崇原》记载："莲子，气味甘平，无毒。主补中，养神、益气力、除百疾。久服轻身耐老，不饥延年。"

按 莲子可益肾固精，补脾止泻，止带，养心。适合热证明显的口疮患者，但若大便不畅干涩，则不宜食用。

（二）药膳之选

石膏竹叶粥

材料：鲜竹叶30克或干品15克，生石膏45克，粳米50克，白糖适量。

做法：将生石膏用纱布袋包好，煎20分钟，再放入竹叶同煎7～8分钟，弃石膏及竹叶残渣，取汁加粳米煮至烂熟，加白糖搅匀，放温热后食用。

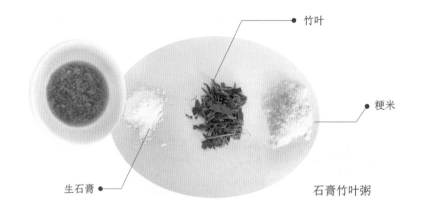

竹叶

粳米

生石膏

石膏竹叶粥

按 《本草崇原》中记载，石膏"气味辛，微寒，无毒。主治中风寒热，心下逆气惊喘，口干舌焦，不能息，腹中坚痛，除邪鬼，产乳，金疮"；竹叶"气味苦寒，无毒。主治咳逆上气，溢筋急，消恶疡，杀小虫"。两药联用可清热疗疮毒，适用于上焦实热的口疮患者。

黄芪山药莲子粥

材料：黄芪 100 克，山药 100 克，莲子（去心）100 克。

做法：将以上材料洗净，黄芪包煎，共煮成粥后，弃黄芪残渣食之。

按 《本草崇原》中记载，山药气味甘平，无毒。主伤中，补虚羸，除寒热邪气，补中，益气力，长肌肉，强阴。久服耳目聪明，轻身不饥，延年。黄芪健脾益气，莲子补脾益肾，可用于脾胃虚弱、中焦虚寒的口疮患者。

牛膝石斛饮

材料：怀牛膝 15 克，石斛 15 克，白糖适量。

做法：将怀牛膝、石斛洗净，用水同煎 20 分钟，取汁加白糖，代茶饮。

按 《本草崇原》中记载，牛膝"气味苦、酸、平，无毒。主寒湿痿痹、四肢拘挛、膝痛不可屈伸，逐血气伤热火烂，堕胎。久服轻身耐老"。石斛"气味甘平，无毒。主伤中，除痹，下气，补五脏虚劳羸瘦，强阴益精"。牛膝可补肝肾，引火下行，石斛养阴清热生津，适用于阴虚火旺型的口疮患者。

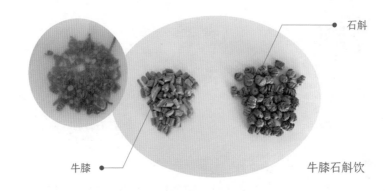

石斛

牛膝

牛膝石斛饮

三、饮食禁忌

荔枝

《饮食须知》记载："荔枝，味甘，性热。多食发热、烦渴、口干、衄血，鲜者尤甚，令即龈肿口痛。患火病及齿人，尤忌之。食荔多则醉，以壳浸水饮之即解。荔枝熟时，人未采，则百虫不敢近，人才采动，鸟、乌、蝙蝠、虫类无不伤残之也。故采荔枝者，必日中众采，一日色变，二日味变，三日色味俱变。若麝香触之，花实尽落也。以针刺荔壳数孔，蜜水浸瓷碗内，隔汤蒸透，肉满甘美。"

按 荔枝性热，患口疮者多为虚火或实火上炎，食用荔枝易加重病情。

酒类

《饮食须知》记载："酒，甚多，其味有甘、苦、酸、淡、辛、涩不一，其性皆热，有毒。多饮助火生痰，昏神软体，损筋骨，伤脾胃，耗肺气，夭人寿。饮冷酒同牛肉食，令人生虫。同乳饮，令人气结。同核桃食，令咯血。酒醉卧黍穰，食猪肉，患大风。酒同芥食，及合辛辣等物，缓人筋骨。酒后饮茶多，伤肾聚痰，成水肿及挛痛，腰脚重坠，膀胱疝证，腹下冷痛，消渴痰饮。久饮过度，令人精薄无子。醉卧当风，成癜风瘫痪。醉后浴冷水，成痛痹。凡用酒服丹砂、雄黄等药，能引药毒入四肢，滞血，化为痈疽。"

按 酒类性热，易助痰、生湿、动血，令疮疡加重，口疮患者不宜食之。

羊肉

《饮食须知》记载："羊肉，味甘，性热。反半夏、石菖蒲。同荞麦面、豆酱食，发痼疾。同醋食，伤人心。同酪食，害人。热病、疫证、疟疾病后食之，复发致危。"

按 热病之后食羊肉易使疾病复发，口疮患者多为虚热或实热之病因，不宜食之。

失眠药膳

一、概述

失眠是指无法入睡或无法保持睡眠状态，导致睡眠不足，为各种原因引起入睡困难、睡眠质量下降及睡眠时间缩短等，是一种常见病。失眠按病因可划分为原发性和继发性两类。原发性失眠通常缺少明确病因，或在排除可能引起失眠的病因后仍遗留失眠症状；继发性失眠包括由躯体疾病、精神障碍、药物滥用等引起的失眠以及与睡眠呼吸紊乱、睡眠运动障碍等相关的失眠。失眠往往会给患者带来极大的痛苦和心理负担，甚至会因滥用催眠药物而产生依赖。

失眠，古称不寐、不得卧。是以经常不能正常睡眠，或入睡困难，或睡眠时间不足，或睡眠不深，严重者彻夜不眠为特征，常伴有心悸、头晕、健忘、多梦、心烦等症。其病因为：①饮食不节，脾胃受损，胃失和降，"胃不和则卧不安"；②情志失常，肝郁化火，心火内炽扰动心神，"神魂不安则不寐"；③思虑过度；④久病血虚，"血虚则无以养心，心虚则魂不守舍"。常见病机为阴阳失调，阳不能顺利地出入阴。失眠病位主要在心，与肝、脾胃、肾有密切联系。总体病机为阴阳失调，阳不入阴。其治疗以补虚泻实、调整阴阳为主，同时佐以安神之品。失眠常迁延日久，反复发作，患者往往对药物治疗失去信心。通过采用合理的睡眠方法和保健措施，如选择恰当的食物和中药制成药膳，调整人体失衡的阴阳，高质量的睡眠不再是幻想。失眠多为素体虚弱、劳逸失调所致，这些都与心、脾、肝、肾虚弱及阴血不足相关，如服用滋养内脏、滋生阴血的药膳，对失眠将有很好的调理效果。

二、药膳选编

（一）药物、食物选

酸枣仁

《神农本草经》中很早就有记载，酸枣可以"安五藏，轻身延年"。所以，千万不要小看这种野果，它具有很大的药用价值，可以起到养肝、宁心、安神、敛汗的作用。《本草崇原·酸枣仁》中记载"枣肉味酸，肝之果也。得东方，木味，能达肝气上行，食之主能醒睡。枣仁形园色赤，禀火土之气化。火归中土，则神气内藏，食之主能瘳寐。"酸枣仁能补肝、宁心、敛汗、生津，为养血、安神之首选药。

龙眼肉

龙眼肉既能补脾气，又能养心血而安神，《神农本草经》中记载：龙眼肉有治疗"五脏邪气，安志厌食"的功效，称"久服，强魂聪明，轻身不老，通神明"。《得配本草》言其"益脾胃，葆心血，润五脏，治怔忡"。《日用本草》记载：龙眼肉"益智宁心"。

灵芝

灵芝益气血，安心神，健脾胃。主治虚劳，心悸，失眠，头晕，神疲乏力等。我国古代就已经开始以疗养为主，使用灵芝对失眠进行治疗。东汉的《神农本草经》中明确指出："灵芝，安神、益精气。"《本草纲目》中记载：灵芝"益心气，安神，益肺气，补肝气，补中，增智慧，利关节，坚筋骨，祛痰。"

小米

小米又叫粟米，有滋阴养血、清热解渴、健胃除湿、和胃安眠的功效。粟米味甘、咸，性凉。李时珍在《本草纲目》里记载小米"煮粥食益丹田、补虚损、开肠胃"，其功用在于"健脾、和胃、安眠"。

牡蛎

《本草崇原》记载："牡蛎南生东向，得水中之生阳，达春生之木气，则惊恚怒气可治矣。"经常食用可以减少阴虚阳亢所致的烦躁不安、心悸失眠、头晕目眩及耳鸣等症状。

（二）药膳之选

龙眼酒

取龙眼肉 150 克，用白酒 200 毫升浸泡，密封。每日摇动一次，90 天后即可。百日之后效力更加。每日服 2 次，每次 10 毫升。有温补脾胃，提神，安定之功。可用于体虚、健忘、失眠等症。

按 本方出自《万氏家抄方》，方中桂圆味甘性温，能补益心脾，养血定神，对心悸、失眠有一定疗效。白酒，通经络，行药力，使之更好地发挥作用。

猪心

猪心一个，带血破开，人参、当归各二两，放入猪心中煮熟，去二味药，吃猪心。

按 本方出自《证治要诀》，治心虚多汗不睡者；《随息居饮食谱》中记载："猪心，补心，治恍惚、惊悸、癫痫、忧恚诸证。"

三、饮食禁忌

失眠患者，多有阴血不足之证，因此需要避免容易上扰心神的食物，有如下几种。

韭菜

《饮食须知》记载："韭菜，味辛微酸，性温。春食香益人，夏食臭，冬食动宿饮，五月食之昏人乏力。冬天未出土者，名韭黄。窖中培出者，名黄芽韭。食之滞气，盖含抑郁未伸之故也。经霜韭食之，令人吐。多食昏神暗目，酒后尤忌。有心腹痼冷病，食之加剧。"

按 韭菜有健胃、提神的功效，失眠患者应以养心安神的食物为主，韭菜应少食。

川椒

《饮食须知》记载："川椒，味辛，性热，有毒。多食令人乏气伤血脉。凡有实热喘以嗽及暴赤火眼者，勿食椒。五月食椒，损气伤心，令人多忘。"

按 川椒性热，多食易损及心气，失眠患者应以养心安神的食物为主，川椒宜少食。

酒类

《饮食须知》记载："酒其性皆热，有毒。多饮助火生痰，昏神软体，损筋骨，伤脾胃，耗肺气，夭人寿。"凡饮酒宜温不宜热，宜少不宜多。有火证、目疾、失血、痰嗽、痔漏、疮疥者，并宜忌之。

按 酒类辛温助热，损伤脾胃，易酿为痰热，上扰心神。

总按 失眠患者的饮食，总以宁心安神为主，切勿耗气伤血、扰动心神，因此饮食中要注意少食辛温香燥的食物。

因人施膳

青少年药膳

一、概述

　　青春期被称为生长发育的第二高峰期，此期孩子体格发育速度加快，身高、体重突发性增长是其重要特征，青春期还须承担繁重的学习任务和适度的体育锻炼，故充足的营养是身体迅速生长发育、体魄增强、具有良好学习状态的基础。常见的营养问题包括，营养摄入不足，部分女生为追求纤瘦体型而过度节食，还有少部分青少年因生活水平低而出现营养不良；相反，营养摄入过多，部分青少年出现超重或肥胖，所以应平衡饮食、合理营养，青少年药膳可根据孩子的成长过程，分为生长快速期、生长速度减缓期、青春期生长加速期三大阶段，我们在平素选取食物种类、味道、烹饪方法上均应辨证取材，当青春期出现各种病理状态时，也应积极应用药膳，调补并施，帮助机体快速恢复健康。

二、青少年常用药膳

（一）药物、食物选

　　1. 根据食物寒热温凉，选择适合的食物纠正体质寒热之性
　　（1）谷食、豆类：面、曲、蚕豆、豆油、酒、醋，属温性；芦稷、稻米、粳米、陈仓米、黑豆、黄豆、白豆、豌豆、豇豆，性平；粟米、黍稷、荞麦、绿豆、豆腐、豆豉、豆酱，则性寒；此谷食之分其寒热也。
　　（2）瓜菜：生姜、蒜、葱、韭菜、芹菜、胡荽、白芥、胡萝卜，是性温者；山药、薤头、葫芦、南瓜，性稍平；苋菜、油菜、菠

菜、白苣、莴苣、莲藕、黄瓜、甜瓜、丝瓜、冬瓜、酱瓜、竹笋、芋芍、茄子，是性寒者；此瓜菜之分其寒热也。

（3）果品：龙眼、荔枝、大枣、莲子、葡萄、蜂蜜、核桃、杨梅、木瓜、橄榄、青桃、李、栗子，属温性；榧实、黄精、枇杷、青梅、花生，平性也；梨子、菱角、西瓜、橘瓤、乌芋、百合、甘蔗、白果、柿干、柿霜，寒性；此果品之分其寒热也。

（4）禽兽之物：鸡肉、鸭肉、山雉、鹧鸪、犬肉、羊肉、牛肉、鹿肉、鹿筋，是至温矣；斑鸠、雁肉、鹳肉、凫肉、竹鸡、猪肉，是至平矣；兔肉、麋肉、麋筋，是至寒矣；但山雉、鸡肉、鹧鸪性虽温，而不免有发风壅毒之害，猪肉性虽平，而不免有多食动痰之虞，此禽兽之分其寒热也。

（5）鱼鳖龟介虫类：鲫鱼、鲢鱼、鲥鱼、海虾、鳝鱼，皆温性也；鲤鱼、鲨鱼、鲍鱼、鳅鱼、纸鱼、乌贼，皆平性也；鳢鱼、鳗鱼、田蛙、螃蟹、鳖肉、龟肉、田螺、蛤蜊肉，皆寒性也；但虾肉性燥，不免动风助火之变，鳖蟹性寒有毒，不免有动气破血之虞，此鱼鳖介虫之分其寒热也。

2. 根据食物味道，选择适合食物调补病症虚实

气味辛辣而荤，则性助火散气；味重而甘，则性助温生痰；体柔而滑，则性通肠利便；质硬而坚，则食之不化；烹炼不熟，则服之气壅。应根据气味性质结合疾病虚实，虚则补之，实则泻之，这样才符合养生之道，且作用胜于药物治疗。

（二）药膳之选

1. 儿童期调体质

儿童脏腑娇嫩、行气未充，肺、脾、肾三脏相对不足，若调护失司，易患感冒、咳喘、呕吐、泄泻、积滞，或行迟。小儿肝气未实，筋脉刚柔未济，易发惊惕、抽风，心神怯懦未定，易受惊吓，思维、行为约束能力较差，以上诸症可应用药膳调理。

顾松园曾记载："白花百合汤、麦冬汤清肺止咳，真柿霜消痰解

热，人乳为补血神品，童便乃降火仙丹，梨生食能清火，蒸熟则滋阴，薏苡仁汤肺热脾虚服之有益，淡莲子汤、芡实粥遗精泄泻最属相宜。扁豆大枣汤专补脾胃，龙眼肉汤兼养心脾，鳇鲟鳔、线鱼胶（同猪蹄、燕窝、海参或鸡、鸭荤中煮烂饮汁更佳）填精益髓，凤头白鸭、白毛乌骨鸡补阴除热，猪肺蘸白及末，保肺止血。"

陈无择治小儿遗尿，方用："鸡内金散（鸡胗一具，并肠洗净烧为灰，男用雌者，女用雄者）研细。每服方寸匕，温水调服。或用羊肚盛水令满，线缚两头，熟煮，取中水，顿服。或用猪脬洗净，铁铲上炙香熟，嚼细，温水下。"

2. 青春期

青春期孩子生长发育迅速、代谢旺盛，不仅是长身体的最佳时期，也是长知识的最佳时期，所以，以补脾宁心、聪脑益智为主的食物至关重要。可选用下列药膳食疗方。

（1）提高记忆力药膳——枸杞核桃粥

配方：粳米 100 克，枸杞子 20 克，核桃仁 20 克，白糖 5 克，冷水 1 000 毫升。

制作方法：粳米放锅中，加入约 1 000 毫升的冷水，大火烧沸，加入枸杞子、核桃仁，再用小火煮 45 分钟，加入白糖调味，即可盛起食用。

（2）改善视力药膳——猪肝绿豆粥

配方：粳米 100 克，猪肝尖 150 克，绿豆 50 克，葱末 3 克，料酒 5 克，盐 2 克，味精 1 克，香油 4 克，冷水 1 500 毫升。

制作方法：将猪肝尖切成薄片，加入料酒、葱末、盐拌腌，锅中加入约 1 500 毫升冷水，加入绿豆，用大火煮沸后，加入粳米，搅拌几下，即改用小火熬煮，粥将成时加入猪肝尖片，用大火煮两三沸，以盐、味精调味，淋上香油，即可食用。可清热消暑、养血益气、补肾健脾、滋肝明目。

（3）增高药膳——三七炖鸡

配方：公鸡 1 只，三七片 15 克，大枣 10 颗，龙眼肉 10 颗，枸杞子适量，盐适量。（图片仅供参考，具体用量以文字为准）

制作方法：将鸡放入滚开水中，大火 3 分钟，取出洗净；三七片洗净；枣去核洗净；龙眼肉洗净；鸡、三七、大枣、龙眼肉放入砂锅内，加开水适量，中火 40 分钟；放盐即可食用。具有温中益气、活血强筋骨之效。

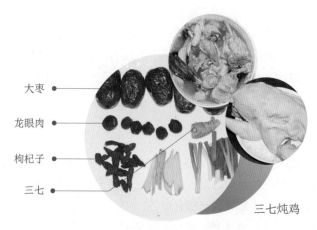

大枣
龙眼肉
枸杞子
三七

三七炖鸡

3. 充电减压期

青少年由于课业繁重、学习压力大，很容易出现不安、暴躁、失眠、消化不良等症状，及时充电减压十分重要，可选用以下药膳。

（1）鸡汤银耳

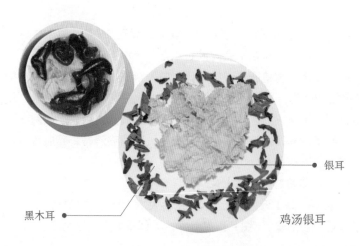

银耳

黑木耳

鸡汤银耳

鸡汤 1 500 克，黑木耳 10 克，银耳 15 克，调料适量。先将木耳、银耳发开、洗净，与鸡汤同炖，调入料酒、白糖、食盐适量，炖熟，食之可宁心安神、润肺健脾。

（2）清蒸鱼头

胖头鱼头 1 条，火腿片、肥猪肉片、香菇片、葱、生姜等适量；先将胖头鱼头洗净、剖为两片，放盘上，摆上火腿片、肥猪肉片、香菇片及调味品，上笼蒸熟食用，可益气健脾、宁心聪脑。

三、结语

程钟龄谓"药补不如食补，凡病邪未尽，元气虽虚，而不任重补，则从容和缓以补之，相其机宜，循序渐进，脉症相安，渐为减药，谷肉果菜，食养尽之，以底于平康"。食疗之法不以攻邪为主，而侧重调节机体功能、促进病体康复。药膳既可以为青少年提供良好营养，又能调和阴阳、纠正机体盛衰偏颇，为青少年茁壮成长保驾护航。

孕期药膳

一、概述

孕期是女性的一个特殊时期，怀孕后身体会出现一系列生理变化，如停经、妊娠反应、乳房及子宫增大、高凝状态等。而个人体质偏颇也可能出现病理变化，引起一系列临床症候群，为妊娠病，不仅有自然因孕而发的妊娠恶阻、妊娠腹痛，也有因病动胎的胎漏、胎动不安，甚有子肿、子淋、子痫、妊娠贫血等疾病。孕期药膳始见于东汉张仲景《金匮要略》中的冬葵子茯苓散，治疗脾虚湿困导致的妊娠水气、身重、小便不利，由此开创药膳治疗妊娠病之先河。后世医家提出冬葵子性寒易滑胎，故极少用此方，或将此方用于产后乳汁难通等产后病。浙派妇科自竹林寺女科起，孕期着重补益脾肾、气血双补。《女科经论》引《女科集略》云："女子肾脏系于胎……若肾气损，便不能固摄胎元。"该时期需补肾、补气血，使阴阳调和，又需谨慎用药，药食两用的药膳，取药物之性，用食物之味，食借药力，药助食功，相得益彰，故而独擅养生防病之功，对孕期调理有重要作用。

二、药膳选编

（一）药物、食物选

白术

《本草正义》记载："妊娠养胎，依赖脾土，木能健脾，故主安胎。"中医认为，脾主运化，为气血生化之源，脾虚则气血生化不足，固摄无权，胎失所养，故易发生胎漏下血、胎动不安。白术有扶正固本、补脾固胎之功，为治疗妊娠胎动不安的常用良药。朱丹溪曰"黄芩白术乃安胎圣药"，安胎佐以清热，可二者同用。

杜仲

《本草求真》记载："杜仲，气味辛温，入肝而补肾，肾虚则胎元不固，固可用些温补以固胎元。"适用于孕期不节房事，肾气亏损，扰动胎元，胎漏下血，胎动不安。现代药理学研究发现，杜仲有降压、利尿、镇痛的作用，可用于妊娠腰痛、妊娠高血压等。

桑寄生

《药性论》记载："桑寄生，能令胎牢固，主怀妊漏血不止。"现代中医认为，桑寄生有补肝肾、益血、安胎之效，凡胎动、胎漏由于精血不足者，以及妊娠腰痛为常用之品。可与菟丝子、阿胶等同用，补肾安胎，治胎动不安之腹痛。现代药理学研究发现，桑寄生有降压、利尿的作用，可用于妊娠高血压等。

阿胶

《神农本草经》记载："阿胶，主女子下血，安胎。久服益气。"《本草经疏》亦记载："阿胶，主女子腰腹痛，胎不安。"现代中医认为，阿胶有滋阴补血、止血安胎之功。与当归、熟地黄同食，治疗妊娠贫血。亦有《金匮要略》胶艾汤，为养血止血、调经安胎之组方。对于女性冲任虚损之妊娠下血、腹中疼痛者，有温补止血、固护胎元之功。对体弱而致胎动不安，屡有滑胎（习惯性流产）者，有良好的保健安胎之效。

艾叶

《药性论》记载："艾叶，止崩血，安胎止腹痛。"现代中医认为，艾叶有温经止血、安胎之功，外用祛湿止痒。现代药理学发现，艾叶具有抑制金黄色葡萄球菌、铜绿假单胞菌的作用，可抗过敏反应，可增强网状内皮细胞的吞噬作用。有小毒，多外用或在医师的指导下食用。

砂仁

《本草汇言》记载："砂仁，温中和气之药也。若上焦之气梗逆而不下，下焦之气抑遏而不上，中焦之气凝聚而不舒，用砂仁治之……盖气结则痛，气逆则胎动不安……所以善安胎也。"妊娠早期常见有胃气不和之呕吐恶心、不思饮食等恶阻之证。砂仁芳香和胃，善于安胎止呕，为和胃安胎之要药。轻者单用本品，嚼碎含咽即可，亦可与其他药配伍使用。糯米多胶黏之性，与其同食，既可养胃又能安胎。紫苏行气宽中、和胃止呕，兼有理气安胎之功，可同煮用于治疗气滞胎动不安。

鸡蛋

古名鸡子。《随息居饮食谱》记载："鸡子，补血安胎，濡燥除烦，解毒息风，润下止逆。"《日华子本草》亦记载："鸡子，镇心，安五藏，止惊，安胎。"现代中医认为，鸡蛋有滋阴润燥、养血安胎之效。现代药理学研究发现，鸡蛋富含优质蛋白、二十二碳六烯酸（DHA）、卵磷脂、维生素 B 等多种营养物质。可在孕期各个阶段食用。

鲤鱼

现代中医认为，鲤鱼有健脾开胃、利尿消肿、止咳平喘、安胎通乳之功。现代药理学研究发现，鱼肉中含有丰富的蛋白质、DHA，都有利于胎儿的发育；含钾，对妊娠下肢水肿有帮助，可促进胰岛素分泌，预防妊娠糖尿病。鲫鱼也有利水消肿、健脾通脉的作用；鲈鱼亦可健脾安胎。这些鱼类还可以解决孕妇的食欲缺乏，怀孕期间可以多食用。

莲子

《随息居饮食谱》记载："莲子健脾益肾，颇著奇功。"现代中医认为，莲子补肾止泻、益肾养心。可与山药、白扁豆同吃，治疗脾阴不足的妊娠恶阻。可以预防流产和早产，而且对孕妇孕晚期的腰酸背痛亦有较好的缓解作用。

（二）药膳之选

1. 胎动不安

杜仲猪肾粥

材料：杜仲、菟丝子各15克，猪肾（猪腰子）1对，糯米100克，红糖适量。

做法：将猪肾洗净，去筋膜，切碎；杜仲、菟丝子用纱布包好，和猪肾、糯米同放砂锅内加适量水煮。待粥熟后取出药包，加红糖调味服食。每天1剂，连用3~5天。

功效：补肾安胎。

按 杜仲、菟丝子为益肾补虚、安胎气之药；猪肾则有补虚益肾的作用。和糯米同煮为粥，是治疗肾虚而致先兆流产最为理想的食疗验方。

芪胶鸡子

材料：阿胶（捣碎）15克，黄芪（切片）15克，鸡蛋2个，砂仁（研末）3克，生姜5片。

做法：先将生姜、鸡蛋同放砂锅内，加适量水同煮，待蛋熟去壳，复入原汁中，并将阿胶、黄芪、砂仁放入，再煮二三沸，吃蛋饮汤，早晚各1次。一般连用3天。

功效：滋阴补血，补气安胎。

（按）黄芪为补药之长，益气安胎；阿胶则补血止血，固经安胎；鸡蛋滋阴、润燥、养血，《随息居饮食谱》记载鸡子黄可治胎漏。三味合用气血双补，又有砂仁、生姜使补不滞，安胎可效。

2. 妊娠恶阻

生姜砂仁蒸鲫鱼

材料：鲫鱼 1 条，生姜（切丝）20 克，砂仁（研末）3 克，油、盐适量。

做法：取鲜鲫鱼一条，去鳞，洗净内脏，用适量油、盐，生姜丝 20 克、砂仁末 3 克拌匀纳入腹中，隔水蒸熟后服用。每天 1 次，连服 3～4 天。

功效：醒脾开胃，利湿止呕，适用于脾虚湿困型孕妇。

（按）鲫鱼营养丰富且味美，醒脾开胃，生姜为"止呕圣药"，砂仁善于和胃安胎，共奏止呕开胃之功。若三者合用效果不佳，可加丁香、南瓜蒂加强止呕作用。

生姜橘皮饮

材料：生姜、橘皮各 10 克，红糖适量。

做法：将生姜、橘皮洗净分别切丝入锅。加适量清水，炖煮约 10 分钟。调入红糖即成。

功效：理气调中，燥湿化痰。

（按）若口渴、口干，可将橘皮换成乌梅，生津止渴。

3. 妊娠水肿（子肿）

苎麻鲤鱼汤

材料：活鲤鱼 500 克，苎麻根 50 克，糯米 30 克，香葱切段，茶油与盐适量。

做法：苎麻根加水浸泡煎煮 2 次，去渣取汤约 1 000 毫升，将糯米洗净，文火将米煲烂，保持微沸备用；鲤鱼去内脏，洗净切成2段备用；热锅中加少量茶油与盐，将鱼放入，大火快煎，一次翻动，两面稍有沾油（里面全生），立即将微沸的苎麻糯米汤加入，加生姜片，大火将鱼肉煮熟，加葱、盐等。每天1~2次（以上为2次用量），连服5~7天。

功效：凉血、利水、安胎，用于血热型孕妇。

按 《随息居饮食谱》记载："鲤鱼甘温。下气，功专行水，通乳，利小便，涤饮，止咳嗽。治妊娠子肿……"鲤鱼利水安胎。苎麻根入血分，清热、止血、安胎。若二者效力欠佳，可加赤小豆、冬瓜。

三、饮食宜忌

孕期妇人膳食本着"宜淡泊不宜浓厚，宜清虚不宜重浊，宜和平不宜寒热"的原则，皆因"胎之肥瘦，气通于母，恣食浓味，多致胎肥难产""富贵之家，肥甘悦口，抑令从俭简素势必不能"。现在生活水平提高，饮食上多数居民可达到曾经富贵之家的水平，不可高脂肪、高蛋白、高糖、高钙饮食，饮食要均衡，适当补充叶酸、钙片，可选用"鸡蛋、莲子、芡实、熟藕、山药、鲫鱼、鲤鱼、海参、淡菜、猪肚、笋"等营养丰富的食物。

孕期机体阴血相对不足，阳气偏胜，药膳中不宜加入热性补品，如鹿茸、鹿胎胶、鹿角胶、桂圆、荔枝、核桃肉等，势必导致阴虚阳亢、气盛阴耗、血热妄行，加剧孕吐、水肿、高血压、便秘等症状。

哺乳期药膳

一、概述

哺乳期是指产妇用自己的乳汁喂养婴儿，是开始哺乳到停止哺乳的这段时间，一般长约10个月至1年左右。产后女性哺乳，虽然是正常的生理现象，但中医学认为，乳汁为血所化生，是人体之阴血，哺乳期乳汁的不断分泌，会使女性机体处于血分相对不足的状态，正如

"妇女之生，有余于气，不足于血，以其数脱血也。"从而导致女性的体质进入"阴常不足"的生理维持期，故哺乳期药膳尤为重要。哺乳期药膳是根据个体差异、季节环境，结合中医饮食讲究的四性五味、食物的功效以及禁忌所形成的适宜哺乳期女性的饮食。做到因人而异、因地制宜，使食物多样化，达到营养均衡。

二、哺乳期药膳制作原则

（一）按季节搭配食物

顺应时节饮食是非常重要的，其实不用一味追求多样化饮食，季节的变化和身体的需求都是一致的，《黄帝内经·素问·四气调神大论》中提及："夫四时阴阳者，万物之根本也。所以圣人春夏养阳，秋冬养阴，以从其根；故与万物沉浮于生长之门。逆其根则伐其本，坏其真矣。"也就是说，人要顺应四时之气调摄身体，这也是天人相应的体现。

（二）阶段性调补，因人而异

哺乳期女性因身体状况不同，脾胃的消化、吸收功能也不同。剖宫产和顺产，母乳喂养和非母乳喂养都需区别对待，否则会产生胀气、食欲缺乏、便秘、切口愈合不良等诸多问题。根据药食的四性五味，宜多选通气、助消化、温补、养血安神的食材。如大枣，味甘性温，归脾胃经，有补中益气、养血安神、安胎的功效，多适用于产后气血两虚的女性；山药，《本草纲目》中提及："益肾气，健脾胃，止泄，化痰涎，润皮毛。"性平，味甘，有益气健脾以及补益脾、肺、肾的功效。

三、哺乳期饮食禁忌

1. 忌食辛辣、生冷食物

中医认为，脾胃五行属土，属中焦，同为"气血生化之源"，共同承担着化生气血的重任，是后天之本。《黄帝内经·素问·灵兰秘典论》中提及"脾胃者，仓廪之官，五味出焉。"反之，食物的四性五味对于哺乳期女性脾胃功能的影响也是很大的。生冷、辛辣的食物不利于气血的充盈，它们不仅会损伤脾胃，影响消化吸收，还会使恶露和瘀血堆积在体内，不易清除。所以谨慎食用花椒、葱、蒜、芥末等辛辣食物，寒性食物和凉性食物也同样禁忌，如西瓜、绿豆、梨子等，这些食物要在煮熟后食用，且最好搭配温性食物。

2. 忌立即进补补品

女性在产后需大量的能量，这些能量都要通过饮食得来，饮食必须由脾胃共同运作才能正常地转化为能量。多数人会选择人参、阿胶等补气养血的食物。阿胶性甘、平，入肺、肝、肾经，有滋阴、补血、安胎之效。《本草纲目》中提及，阿胶"疗吐血、衄血、血淋、尿血，肠风，下痢。女人血痛、血枯、经水不调，无子，崩中，带下，胎前产后诸疾。"为补血止血的佳品，但产后需排尽体内恶露，如急于吃阿胶，易造成恶露不尽。可见，进补的时机是至关重要的。

四、哺乳期推荐进补食材

1. 枸杞子

明目养肝，增强免疫力。味甘，性平。入肝、肾经。滋肾，润肺，补肝，明目。《药性论》中提及："枸杞子能补益精诸不足，易颜色，变白，明目，安神。"如山药枸杞粥、小米枸杞粥均适合哺乳期女性服用，但注意不可过量，一日 3～10 克即可。

2. 通草

通气下乳。《本草纲目》中提及："通草，色白而气寒，味淡而体轻，故入太阴肺经，引热下降而利小便；入阳明胃经，通气上达而下乳汁；其气寒，降也，其味淡，升也。"常与猪蹄、鲫鱼等食材同用，适用于产后乳汁不下或不畅的哺乳期女性。

3. 薏苡仁

脾虚消水肿。味甘、淡，性凉。归脾、胃、肺经。适用于哺乳期脾虚水肿的女性，《本草经疏》中提到："薏苡仁，性燥能除湿，味甘能入脾补脾，兼淡能渗泄，湿邪去则脾胃安，脾胃安则中焦治，中焦治则能荣养乎四肢，而通利乎血脉也。甘以益脾，燥以除湿，脾实则肿消，脾强则能食，如是，则已上诸疾不求其愈而自愈矣。"除此之外，还可以帮助子宫恢复，尤对排恶露有很好的促进作用。

4. 小米

补虚佳品。又名粟米，味甘、咸，性微寒，具有和中健脾除热、益肾气补虚损、利尿消肿的作用。《本草纲目》中提到："小米煮粥食益丹田，补虚损，开肠胃。主滋阴，养肾气，健脾胃，暖中。"《滇南本草》中也有详细记载。小米粥营养丰富，具有代参汤之美称，不仅能帮助产妇哺乳期恢复体力，还能刺激胃肠蠕动，增加食欲。

五、哺乳期调理食谱

产后百脉空虚，抵抗力下降，生活稍有不慎，容易感受外邪，引发疾病，所以古人极为重视产后的调养，如《生生宝录》总结出四字真言：一曰静，二曰淡（咸伤肾后而绝产，酸伤肝行步艰难，煎炒厚味伤脾），三曰乐（乐则血气易和），四曰坐（使血不上攻）。哺乳期调补得当能防止产后引发的多种疾病，故要结合病情，药食同补。

1. 产后缺乳——王不留行猪蹄汤

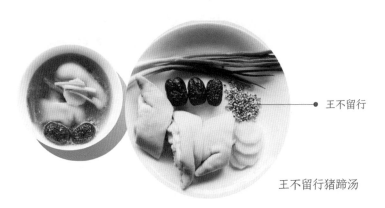

王不留行

王不留行猪蹄汤

材料：王不留行 10 克，猪蹄 1 只，大枣 3 颗、生姜片、葱段适量。

做法：将上述药物与猪蹄共炖至猪蹄烂熟，服汤食肉，1 日 2 次。

功效：可以补血通乳，促进乳汁分泌。王不留行味苦，性平，归肝、胃经，有活血通经、下乳消肿的功效。《名医别录》中记载："止心烦鼻衄，痈疽恶疮，痿乳，妇人难产。"对于治乳痈初起，《本草汇言》中亦有记载："王不留行一两，蒲公英、瓜蒌仁各五钱，当归梢三钱。酒煎服。"

附：山苍子根炖猪蹄

山苍子在全国均有分布，浙江莫干山上尤多，其枝、叶均具有浓烈的芳香味，全株功效相近，民间草医也常用。中药古籍中多以果实入药，名山胡椒。《唐本草》记载："山苍子，味辛，大热，无毒。主心腹痛，中冷。破滞。"言其具有温胃、行气、破滞的功效。湿热内阻者及阴虚火旺者慎用。猪蹄味甘、咸，性平。归胃经。补气血，润肌肤，通乳汁，通肺气，托疮毒。《本草经疏》记载："乳属阳明，阳明脉弱则乳汁不通。（猪四足）能益阳明经气血，故能下乳。"《随息居饮食谱》认为猪蹄能"填肾精而健腰脚，滋胃液以滑皮肤，长肌肉可愈漏疡，助血脉充乳汁。"

材料：山苍子根少许，猪蹄；花椒、大枣、花生；盐、香菜、白酒、香油、老抽。

做法：猪蹄洗净，切成小块，放入锅中，加水煮 15 分钟。将猪蹄捞起煎 5 分钟，加白酒、香油、老抽，翻炒 3 分钟左右，然后加山苍子根、花椒、大枣、花生慢炖 1～2 个小时，最后加入盐、香菜等。

2. 产后腰痛——肉苁蓉羊肉汤

材料：羊肉 150 克，肉苁蓉 10 克，杜仲 3 克，党参、当归各 4 克，生姜、枸杞子适量。

做法：羊肉洗净，切块，用开水冲泡去膻味，上述药物与羊肉一齐放入锅中，加清水适量，武火煮沸后，文火煲 3 个小时，最后调味即可。

功效：可以缓解产后腰痛。本汤滋肾阴，壮肾阳。汤中羊肉性味甘平，功能补脾胃、益气血，是低脂高营养食物。肉苁蓉性味甘、咸、温，功能补肾益精、润肠通便。《本草汇言》说它是"养命门、滋肾、补精血之药也。"

3. 产后失眠——山药大枣猪心汤

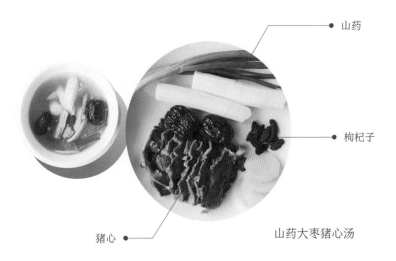

山药

枸杞子

猪心

山药大枣猪心汤

有些哺乳期女性因分娩时及分娩后失血过多，心血失养，或因情志抑郁所致失眠。此汤性平，味甘、咸，归心经，有补虚、安神定惊、养心补血的功效，适宜心虚多汗、自汗、惊悸恍惚、怔忡、失眠多梦之人食用。《药性论》中提到："山药补五劳七伤，去冷风，止腰痛，镇心神，补心气不足，患人体虚羸，加而用之。"而大枣养血安神，二者合用对于哺乳期女性失眠有很好的效果。此外，也可适当食用百合、莲子、核桃仁、小米等有助于睡眠的食物。

材料：猪心 100 克，大枣 5 颗，干山药 3 克，枸杞子、生姜片、黑芝麻油适量。

做法：猪心洗净加水煮 5 分钟，除去血水，锅中加水烧热后加入生姜片、大枣、枸杞子、猪心后，炖煮 1 小时后加入山药，再炖煮半小时，最后调味即可。

六、哺乳期乳腺炎

哺乳期间，多发乳腺炎，因肝胃郁热、乳汁淤积所致。治疗上应以清肝胃、解毒通络散结为主。

蜜汁无花果：无花果100克，山楂30克，加适量水煎煮20分钟，取汁加蜂蜜服用，每日2次。

丝瓜炖豆腐：丝瓜150克，豆腐100克，加水同煲20分钟，起锅前放入生姜、葱、香油，每日1次。

桔梗赤小豆粥：桔梗、皂角刺各10克，加适量水煎煮20分钟，取汁加入赤小豆粥中拌服，每日2次。适用于乳腺炎化脓期。

花粉当归粥：黄芪、花粉各10克，当归5克，加适量水煎煮20分钟，取汁加入红糖服用。每日2次，适用于乳腺炎破溃期。

术后药膳

一、概述

中医外科手术疗法具有悠久的历史，是中医的重要组成部分。华佗高超的外科手术技艺在《三国志·方技传》中有记载："便饮其麻沸散，须臾便如醉死，无所知，因破取（腹腔肿物）"。但是，随着中医外科的发展，两宋时期后逐渐出现衰退之势，至清朝末期已走进了谷底。而西方医学的外科则逐渐发达引进国内，到目前已经种类繁多，包括全身各个系统脏器，亦不局限于解除病痛，更是发展至美容等来满足群众进一步提高生活质量的要求。

患者手术后，由于创伤、出血、疼痛等因素导致机体气血虚弱。部位不同，症状亦有差异，如手术部位位于胸部，由于疼痛限制胸廓活动，容易导致肺气不宣，出现咳痰不出、呼吸痛、乏力、低热等；手术部位位于腹部，则容易出现腑气不通，出现食欲缺乏、恶心呕吐、便秘、消化道梗阻等。患者体质不同，术后身体也会出现不同变化，阴虚体质的人术后阴虚更甚，出现烦热口渴、便干溲赤；气虚体质的人术后气虚更甚，出现乏力气短、伤口不愈合等。

患者术后出现上述症状，现代医学多无有效的办法，医生常会给患者开具相应的中成药，如补中益气颗粒、生化颗粒、生脉饮等，而药膳食药一体，补益气血而味道俱佳。患者术后可根据不同的手术部位，辨证选用相应的药物食材，进行术后调补，大有裨益。

二、药膳选编

（一）药物、食物选

乌骨鸡

《食物本草》记载："鸡，补虚羸甚要。"其中以黑雌鸡、黄雌鸡肉补虚羸效果尤佳。乌骨鸡发源于江西泰和县，又称乌鸡、泰和鸡、武山鸡，为我国特有珍禽。据《本草纲目》记载，乌骨鸡甘平无毒，补虚劳羸瘦……益产妇。"乌骨鸡性甘平，适合各类手术后以及剖宫产后气血大虚的产妇。

鸭血及鸭子（蛋）

《本草纲目》记载：鸭肉可"填骨髓、长肌肉、生津血、补五脏"，鸭血味咸，性寒，能补血解毒。《本经逢原》记载：鸭血能"补血解毒，劳伤吐血"，因此鸭血、鸭肉均可滋补阴血，尤其适合术后失血的患者。

山药

《食物本草》记载："山药，味温平，无毒。主伤中，补虚羸，除寒热邪气，补中益气力……"《本草崇原》谓之薯蓣。山药具有良好的补虚羸的功效，性味甘平，尤其适合术后气虚亏虚的患者。

鳖

鳖，为滋阴补肾之上品，《食物本草》记载："味甘，主补阴。"适用于阴虚体质，手术后阴虚越加明显，出现烦热、口渴等症状的患者。

枸杞子

《食物本草》记载："枸杞子，味苦，性寒，根大寒，子微寒，无毒。无刺者是。其茎叶补气益精，除风明目，坚筋骨，补劳伤。久食令人长寿。"适合术后合并阳虚的患者食之。

莲子

《食物本草》记载："莲子，味甘、平，性寒，无毒。补中益气，健脾养心，益经脉，除百病，止渴止痢。久服轻身，耐老延年，不饥，多食令人喜。"莲子健脾，适合术后合并脾虚便溏的患者。

大麦

《食物本草》记载："大麦，味甘、咸，性凉。"具有健脾、和胃调中之功效。《食物本草》谓其"补虚劣，壮血脉，益颜色。……久食，食人肥白滑肌肤。"大麦补虚尤佳，适合术后气血亏虚的患者。

（二）药膳之选

黄雌鸡汤

材料：当归、白术（炒）、熟地黄、黄芪（炒）、桂心，各半两，小黄雌鸡一只，去头、足、肠、翅，细切。

做法：上用水7碗，煮鸡汤至3碗。

按 本方出自《景岳全书·妇人规》，原为主治产后虚羸腹痛，有温补气血之用，对剖宫产后以及肺部手术后患者，可补益气血、促进创口愈合。

海参鸭肉汤

本方出自《食物本草》，书中记载："海参，味咸，性温，无毒。主补元气，滋益五脏六腑，去三焦火热。"同鸭肉烹治食之，主劳怯虚损诸疾。同肉煮食，治肺虚咳嗽。尤其适合肺部手术患者。

三、饮食禁忌

手术后患者，耗气伤血，多有气血不足之证，因此一些不利于气血生化的食物需要注意，主要有以下几种。

赤豆、赤小豆

《饮食须知》记载："赤豆，味甘、酸，性平。同鲤鱼鲊食，令肝黄，成消渴。同米煮饭及做酱，食久发口疮。驴食足轻，人食身重，以其逐精液，令肌瘦肤燥也。"

赤小豆，有利水消肿的功效，术后患者多气血亏虚，血水同源，利水则损津液、耗伤阴血，为术后禁忌。

冬瓜

《食物本草》指出冬瓜"欲得体瘦轻健者，食之。若要肥胖，则勿食也。"冬瓜能治消渴不止、水肿，其机制与赤小豆相似，利水甚者，不适合气血不足之术后患者。

茶

《饮食须知》记载："茶味苦而甘，茗性大寒，荈性微寒。久饮令人瘦，去人脂，令人不睡。大渴及酒后饮茶，寒入肾经，令人腰脚膀胱冷痛，兼患水肿挛痹诸疾。尤忌将盐点茶，或同咸味食，如引贼入肾。空心切不可饮。"

茶叶性寒，以清火为用，多饮损人阳气，而术后之人，气血俱损，气伤则阳气不足，故术后之人不宜饮茶，饮茶不利于阳气恢复及睡眠。

萝卜

《食物本草》记载："莱菔（萝卜），煮食化痰消导；生捣汁服，止消渴；萝卜汁液可治头痛头风；萝卜切片，蜜浸炙干，细嚼咽下，治尿路结石。"

萝卜破气化痰，而术后患者多气血不足，破气之品导致气不足更甚，故不适合。

酒

《食物本草》指出酒"少饮则养血行气,壮神御寒,消愁遣兴,叙情合欢;痛饮则伤神耗血,损胃亡津,生痰助火。"虽然附录载有补虚弱、益精气、健腰腿的枸杞酒,有补五脏、明耳目的桑椹酒,有治疗风湿疼痛的花蛇酒、乌蛇酒、五加酒等50余种药酒方,但酒行气活血,不适合术后患者。

按 《食物本草》是由明代卢和原撰、汪颖补编的以记载食、药两用植物为特色的著作。李时珍在编著《本草纲目》时大量引用《食物本草》中的内容,《食物本草》也是明代宫廷内府的收录书籍。全书共4卷,近5万字,生动地介绍了中国古代人们生活中常见的近400种食用药材的药用、养生保健价值。《食物本草》的作者具有丰富的医学知识,该书至今仍是常用的中医食疗类著作的经典代表,具有很大的社会影响力和很广的读者认可度。书中没有单独列出术后的药膳,但是对各类饮食及药物的功效作出了具体的区分和辨识,为后世药膳的发展作出了巨大的贡献。随着医学的发展,需要进行手术治疗的患者越来越多,而术后药膳也逐渐受到人们的重视,但是相应的指导性文献及书籍相对较少,在中国知网中搜索关键词"手术后药膳",相关的文献较少,故用现代的语言来总结术后药膳的运用变得迫切,因此此篇浅析术后药膳的药物及膳食。

围绝经期药膳

一、概述

更年期综合征多发于45~55岁女性,是指女性围绝经期卵巢功能衰退,导致自主神经功能紊乱,引起一系列临床症候群。不仅表现为女性月经量减少、绝经,同时还表现为女性心理和生理变化,包括烘热汗出、胸闷烦躁、头晕心慌、失眠多梦、精神抑郁、焦虑忧愁等,是围绝经期女性雌激素降低后带来的一系列临床表现。男性更年期虽然不像女性围绝经期那样发病率高，但在临床中男性更年期患者并不少见。男性更年期综合征发病主要由于雄激素分泌减少，雄激素水平下降诱导下丘脑、弓状核和室旁核脉冲式分泌促性腺素释放激素至门静脉循环，进而刺激垂体释放促卵泡素（FSH）、促黄体素（LH），使正常的下丘脑—垂体之间平衡失调所致。临床表现为潮热盗汗、烦躁易怒、郁闷不舒、焦虑忧郁、心悸多梦、腰膝酸软、性欲减退、白发、脱发、胆怯、嫉妒、猜疑、神经衰弱等症状。男性更年期发病年龄在55～60岁，晚于女性围绝经期。关注女性围绝经期的同时还需要关注男性更年期，缓解男性更年期出现的心理压力、关注身体异常。

更年期综合征即中医学中的绝经前后诸症，为肾气渐衰，冲任二脉亦弱，天癸渐竭，阴阳失去平衡，气血不相协调而致。同时，脏躁、百合病、心悸、郁症、不寐等也有类似更年期综合征的表现。《黄帝内经》记载，生长、发育、生殖、衰老的全过程与肾有着密切的联系。《黄帝内经·素问·阴阳应象大论》云："年四十而阴气自半也"，此期女性已历经经、孕、产、乳，若禀赋体弱，复加慢性疾病、劳欲过度等，则肾气逐渐衰退，阴精日益亏耗，不能灌溉五脏，滋养诸经，则发鬓白，身体重，筋骨懈惰，脏气不和，诸变迭起。男性亦然。中医辨证参照《中医病证诊断疗效标准》分为：①肝肾阴虚。经行先期，量多色红或淋漓不绝，烘热汗出，五心烦热，口干便艰，腰膝酸软，头晕耳鸣，舌红少苔，脉细数。②肾阳亏虚。月经后愆或闭阻不行，行则量多，色淡质稀或淋漓不止，神萎肢冷，面色晦暗，头晕目眩，腰酸尿频，舌淡，苔薄，脉沉细无力。

围绝经期属于中医学的未病范畴，是对更年期综合征进行早期防治干预的重要阶段。中医药膳理论具有"廉、简、便、验"的优势，宋朝陈直的《养老奉亲书》曰："高年之人真气耗竭，五脏衰弱，全仰饮食以资气血。"中医药膳含医、食为一体，它取药物之性，用食物之味，食借药力，药助食功，相得益彰，故而独擅养生防病之功，对围绝经期的调理有重要作用。

二、药膳之选

（一）药物、食物选

铁皮石斛

《本草崇原》记载："石斛，气味甘、平，无毒。主伤中，除痹，下气，补五脏虚劳羸瘦，强阴益精。"现代药理学研究认为，石斛有很强的抗氧化、抗疲劳的功能，并且可以促进腺体分泌，起到生津的作用。适用于阴虚津亏的更年期综合征患者。

酸枣仁

《本草崇原》记载："酸枣仁，气味酸、平，无毒。主治心腹寒热，邪结气聚，四肢酸痛，湿痹。久服安五脏，轻身延年。"现代药理学研究认为，酸枣仁具有镇静、增强免疫力、抗心肌缺血和抗心律失常的作用。适用于心气不足、虚劳虚烦的更年期综合征患者。

大枣

《本草崇原》记载："大枣，气味甘、平，无毒。主心腹邪气，安中，养脾气，平胃气，通九窍，助十二经，补少气，少津液，身中不足，大惊，四肢重，和百药，久服轻身延年。"现代药理学认为，大枣内含有多种生物活性物质，具有补虚益气、养血安神、健脾和胃的作用。适用于脾胃虚弱、气血亏虚的更年期综合征患者。

覆盆子

《本草新编》记载："覆盆子，味甘，气平、微热，无毒。入五脏命门。拯益气，温中补虚，续绝，安和五脏，悦泽肌肤，疗中风发热成惊。治肾伤精竭流滑，明目黑须，耐老轻身。男子久服轻身，女人多服结孕。"现代药理学研究认为，覆盆子有抗衰老、益智的作用，以及对性腺轴具有调控作用。适用于肝肾不足、阳气亏虚的更年期综合征患者。

鲜百合

《本草崇原》记载："百合，气味甘、平，无毒。主治邪气腹胀心痛，利大小便，补中益气。"现代药理学研究认为，百合能增强免疫力，抗应激性损伤，并且具有抗肿瘤、降血糖、抗氧化的作用。适用于心阴不足、虚烦易疲的更年期综合征患者。

山药

《本草新编》记载："山药，味甘，气温平，无毒。入手足太阴二脏，亦能入脾、胃。治诸虚百损，益气力，开心窍，益智慧，尤善止梦遗，健脾开胃，止泻生精。"现代药理学研究认为，山药具有抗衰老、抗氧化、调节免疫的作用，同时山药能起到抗肿瘤、降血糖的作用。适用于脾肾不足、气阴两虚的患者。

（二）药膳之选

黄精芝麻粥

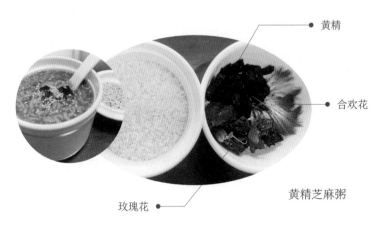

黄精

合欢花

玫瑰花

黄精芝麻粥

材料：黄精30克，合欢花、玫瑰花各10克，大米100克，芝麻少许。

做法：将黄精、合欢花和玫瑰花，加适量水煎煮取汁，加大米煮粥，粥熟后调入芝麻服食。

功效：滋肾养阴，疏肝解郁，适用于围绝经期因肝肾阴虚所致的情志不畅、心烦易怒等症状者。

按 据《神农本草经》记载，"合欢花，味甘、苦，性平。主安五脏，利心志，令人献乐无忧。久服轻身明目得所欲。"《本草择要纲目》记载，"黄精，味甘，性平，无毒……""补中益气，除风湿，安五脏。久服轻身延年不饥，补五劳七伤，助筋骨，耐寒暑，益脾胃，润心肺。单服九蒸九曝食之驻颜断谷，补诸虚，止寒热，填精髓。"《本草崇原》记载，"麻乃五谷之首，禀厥阴春生之气。夫五运于木，而递相资生。主治伤中虚羸者，气味甘，性平，补中土也。补五内，益气力，所以治伤中也。长肌肉，填髓脑，所以治虚羸也。"

枸杞汤

材料：枸杞子30克，鱼肚50克，甲鱼500克，熟地黄15克，葱、生姜、料酒以及食盐、味精适量。

做法：将甲鱼去爪甲及内脏，切块，将鱼肚剖开，洗净切块，熟地黄切小粒。先将清水煮沸，下鱼肚、甲鱼，沸腾后下诸药及葱、生姜、料酒等，文火炖至鱼肉熟烂后，加食盐、味精等服用。

功效：养阴益肾，疏肝解郁，适用于围绝经期情志不畅、心烦易怒的患者。

按 据《本草崇原》记载，"枸杞子，味苦，性寒，无毒，主五内邪气、热中、消渴、周痹风湿。久服坚筋骨，轻身不老，耐寒暑。"据《本草新编》记载，"枸杞子，味甘、苦，气微温，无毒。甘肃者佳。入肾、肝经。明耳目，安神，耐寒暑，延寿，添精固髓，健骨强筋。滋阴不致阴衰，兴阳常使阳举。更止消渴，尤补劳伤。""熟地黄，味甘，性温，沉也，阴中之阳，无毒。入肝、肾经。生血益精，长骨中脑中之髓，真阴之气非此不生，虚火之焰非此不降。洵夺命之神品，延龄之妙味也。"

冰糖莲子果肉粥

材料：莲子120克，菠萝30克，樱桃、桂圆肉各30克，冰糖少许。

做法：将莲子去皮、去心，桂圆肉、樱桃洗净，菠萝去皮，切成小块，然后将以上材料与冰糖一并放入锅中加水煮熟。每日连汤带果肉一起服食，连续一周。

功效：补肾健脾、养心安神，适用于围绝经期脾肾虚弱、心神不宁者。

按 据《本草新编》记载，"莲子，味甘、涩，气平、寒，无毒。入心、脾、肝、肾四脏，养神定志，能交君相二火，善止泄精，清心气，去腰疼，禁痢疾""……莲子、莲花、莲藕，俱能益人，而莲子之功尤胜。""龙眼肉，味甘，气平，无毒。入脾、心经。解毒去虫，安志定神，养肌肉，美颜色，除健忘，却怔忡。多服强魂聪明，久服轻身不老。此物果中之尤益人者。入药，不过脾、心经。若泡酒服，大有补滋之益。同补气、补血之酒，泡酒为佳也。"

甘麦大枣粥

材料：小麦 30 克，粳米 50 克，大枣 10 颗，甘草 15 克。

做法：先将小麦、甘草、大枣加水煎煮后取汁，再将粳米洗净，加入药汁后煮成稀粥。每日分 2 次服下。

功效：益气安神，适用于围绝经期容易精神恍惚、哭笑无常的女性。

按 据《本草新编》记载，"大枣，味甘，气温，无毒，阳也，降也。入五脏。通九窍，和百药，养肺胃，益气，润心肺，生津，助诸经，补五脏……""吾浙诸暨，往往枣实有大如鸡蛋者，真仙种也。得其解者食之，实能益暮。""甘草，味甘，气平，性温，可升可降，阳中阳也。他书说阴中阳者，误。无毒。反甘遂，不可同用，同用必至杀人。入太阴、少阴、厥阴之经。能调和攻补之药，消痈疽疔毒，实有神功。尤善止诸痛，除阴虚火热，止渴生津。"

合欢红糖粥

材料：合欢花 30 克，粳米 50 克，红糖适量。

做法：将粳米洗净，与合欢花、红糖一起放入锅内加水，文火煮成稀粥。可于每晚临睡前 1 小时服下。

功效：疏肝解郁，养心安神，利水消肿，适用于围绝经期因肝气郁结而致精神抑郁、易怒易忧者。

🔘 据《证类本草》记载，"合欢，味甘、平，无毒。主安五脏，利心志，令人欢乐无忧。久服轻身明目，得所欲。生益州山谷。"据《本草经解》记载，"粳米，气平，味甘苦，无毒，主益气，止烦止泄。"

橘皮扁豆粥

材料：鲜橘皮 30 克，白扁豆 50 克，粳米 100 克。

做法：加入适量水煮粥，分上午、下午食用，每周 3 次，连续 2 周。

功效：解郁疏肝，健脾护胃，适用于肝郁脾虚的围绝经期抑郁症患者。

🔘 据《本草新编》记载，"橘皮，味辛、苦，气温，沉也，阴中之阳，无毒。陈皮治高，青皮治低，亦以功力大小不同也。入少阳三焦、胆腑，又入厥阴肝脏、太阴脾脏。""白扁豆，味甘，气微温，无毒。入脾、胃经。下气和中，除霍乱吐逆，解河豚酒毒，善治暑气。佐参、茯、二术，止泻实神。但味轻气薄，单用无功，必须同补气之药共享为佳矣。"

归参龙眼猪心汤

材料：当归、党参、龙眼、枸杞子、酸枣仁、白芍各 10 克，猪心 1 个，食盐适量。

做法：将猪心洗净切片，诸药水煎煮取汁，煮沸下猪心煮熟，加食盐调味服用。

功效：养心安神，补益心血，适用于围绝经期因心血不足而致情志失常的女性，症见喜怒无常，喃喃自语，哭笑无常，时悲时忧。

🔘 据《本草新编》记载，"当归，味甘、辛，气温，可升可降，阳中之阴，无毒。虽有上下之分，而补血则一。东垣谓尾破血者，误。入心、脾、肝经。但其性甚动，入之补气药中则补气，入之补血药中则补血，入之升提药中则提气，入之降逐药中则逐血也。而且用之寒则寒，用之热则热，无定功也。"龙眼肉"味甘，气平，无毒。入脾、心经。解毒去虫，安志定神，养肌肉，美颜色，除健忘，却怔忡。多服强魂聪明，久服轻身不老。此物果中之尤益人者。入药，不过脾、心经。若泡酒服，大有补滋之益。同补气、补血之酒，泡酒为佳也。"《本草分经》记载，"猪心，以心归心，以血导血，用作补心药之向导，义盖取此。"

三、饮食禁忌

围绝经期患者多以虚证为主，不易使用耗气伤血、损阳伤阴的食物或药物。同时，应注意围绝经期患者本身已患有某些病症时也需禁忌某些食物，如体质过敏者忌鱼、虾，高血压禁辛辣等，除此以外，还应注意药膳中是否出现了"十八反""十九畏"。

萝卜

《本草崇原》记载："萝卜，味辛、辣，气温，无毒。入胃、脾经。却喘咳下气甚神，解面食至效。治风痰，消恶疮，善止久痢，除胀满亦奇，但宜少少用之。补气之药得之，而无大过之忧。利湿之剂入之，而有善全之妙。多服则损气，久服则伤阴也。"久食会耗气伤阴，围绝经期患者本就以虚证为主，且以阴虚多见，不可过用耗气之品。

鸡肉、羊肉

《饮食须知》记载："鸡肉，味甘、酸，性微温。善发风助肝火。男女虚乏有风病患食之，无不立发。老鸡头有毒，勿食。鸡肝，味甘、苦，性温，微毒。"羊肉性热，《别录》记载："羊肉，味甘，大热，无毒。"《金匮要略》记载："羊肉，有宿热者不可食之。"《千金·食治》记载："暴下后不可食羊肉、髓及骨汁，成烦热难解，还动利。"《医学入门》记载："素有痰火者，食之骨蒸。"因为围绝经期患者多为阴虚内热，多食鸡肉、羊肉会助长体内热邪，加重症状。

酒类

《本草纲目》记载："火酒，气味辛、甘、大热、有大毒。主治消冷积寒气，燥湿痰，开郁结，止水泄；治霍乱疟疾噎膈、心腹冷痛、阴毒欲死。"酒类多为热性，而围绝经期患者多阴虚内热，过量饮酒会使热势更甚，加重临床症状，过度饮酒还会损伤脾阳，导致脾胃运化不利，湿从中生。

四、总结

更年期综合征患者由于没有器质性病变，服用药物会加重心理负担，并且由于担心药物副作用常会出现情志异常，影响治疗效果。药膳是具有保健、防病、治病作用的特色膳食，既是食物，又是药物与食物按照一定的理论和原理的有机组合，仍然沿用了中医学的辩证论治，针对不同体质确定具体施膳方法，关注患者的日常调理。药膳治疗符合中医学整体观以及辨证论治理论体系，也有利于患者在与家人共同配膳时交流感情、调整心情、转移注意力，从而改善症状，平稳度过围绝经期。同时，药膳应在辨证论治的基础上因时制宜、因地制宜和因人制宜，帮助患者恢复阴阳自和的状态。

第三章

浙产名药

浙八味之浙贝母

一、浙贝母简介

《中华人民共和国药典（2015年版）》共收载贝母类药材6种，分别为土贝母、川贝母、平贝母、伊贝母、浙贝母、湖北贝母。明代之前统称为贝母，至明代《本草正》始于贝母条后，别立浙贝母一条，《本草正》记载："浙贝母，大治肺痈肺萎，咳喘，吐血，衄血，最降痰气，善开郁结，止疼痛，消胀满，清肝火，明耳目，除时气烦热，黄疸淋闭，便血溺血；解热毒，杀诸虫及疗喉痹，瘰疬，乳痈发背，一切痈疡肿毒，湿热恶疮，痔漏，金疮出血，火疮疼痛，较之川贝母，清降之功，不啻数倍。"凡肺经药皆当去心，不独贝母也。浙贝母为百合科植物浙贝母的干燥鳞茎，以象山产者为佳，故亦称"象贝"；大者除去芯芽，习称"大贝"；小者不去芯芽，习称"珠贝"。以鳞叶肥厚、质坚实、粉性足、断面色白者为佳。清代《本草纲目拾遗》对贝母的功效进一步总结"浙贝（土贝），今名象贝，叶暗齐云，宁波象山所出贝母，亦分为两瓣；味苦而不甘，其顶平而不突；不能如川贝之象荷花蕊也。象贝苦寒解毒，利痰开宣肺。凡肺家挟风火有痰者宜此，川贝味甘而补肺矣，治风火痰嗽以象贝为佳，若虚寒咳嗽以川贝为宜。"浙贝母苦寒，归肺、心经，清热、化痰、止咳，解毒、散结、消痈。用于风热咳嗽、痰火咳嗽、肺痈、乳痈、瘰疬、疮毒。

浙贝母入肺经，可治痰热壅肺之咳喘胸满、痰黄量多质稠等，主治痰热结聚之痰核、瘰疬等，可用于治疗颈部淋巴结肿大、皮脂腺囊肿等病。浙贝母兼有消食健胃之功效。用浙贝母配伍乌贼骨研细末制成乌贝散，临床上治疗消化性溃疡有效。其经典方剂有贝母瓜蒌散、仙方活命饮、消瘰丸等。

川贝母、浙贝母均能清热、化痰、止咳，解毒、散结，反乌头类药。川贝母甘寒生津，故长于润肺化痰，治疗肺燥咳嗽、燥痰咳嗽优于浙贝母；浙贝母味苦性寒，长于清肺化痰，治疗肺热咳嗽、热痰咳嗽且解毒散结，主治痰核瘰疬。

现代研究表明，浙贝母含浙贝甲素、浙贝乙素及贝母多糖等有效成分，有镇咳、祛痰、镇静、抗肿瘤、抗菌、止泻、松弛平滑肌等作用。

二、浙贝母药膳

浙贝母同样也可以用作食疗，以下简单介绍几款药膳方。

浙贝母秋梨汁

治咳嗽痰喘、咽干口渴、声重喑哑。取秋梨 1 000 克，压榨取汁，秋梨残渣水煮取汁，与榨汁合并浓缩。另取鲜藕 20 克，青萝卜、浙贝母、麦冬各 10 克、生姜 5 克，共切碎煎煮。两次取汁浓缩，将上述两浓缩汁合并，加炼蜜 1 000 克，混匀，口服，每次 15 克，一日 2 次。

浙贝母杏仁露

将浙贝母 10 克洗净，甜杏仁 9 克用水浸泡片刻，去皮、尖洗净；将浙贝母、杏仁放入砂锅，加适量清水煮沸，加入 15 克冰糖煮 30 分钟，去渣留汁饮用。本品具有清热化痰、镇咳之功效，适用于患肺炎的中老年人饮用。

乌骨鸡浙贝母汤

将浙贝母洗净，乌骨鸡宰杀去内脏、毛、爪、头，生姜切片，葱切段。将浙贝母放入乌骨鸡腹中，放入炖锅内，加入丹参、绍兴黄酒、葱、生姜，放适量水，置于大火上煮沸，再用文火煮炖 45 分钟，加入适量盐、味精即可。食法：两日一次即可，每次吃鸡肉 100 克左右，喝汤 500 毫升左右，佐餐食用。乌骨鸡浙贝母汤是癌症患者可以放心选择的药膳。

贝母冬瓜汤

冬瓜一个，切去上端挖出瓜瓤，填入浙贝母 12 克，杏仁 10 克，冰糖少许入锅内，蒸熟后早晚分服。此汤可止咳、化痰、润肺，为肺气肿患者常用的药膳。

使用时要注意，浙贝母不可以和乌头、乌药、附子同用。脾胃虚寒及有寒湿痰饮者也不适合服用。

浙八味之白芍

一、白芍简介

芍药作为中国的传统名花之一，具有悠久的栽培历史，古人形容美女有"立如芍药，坐如牡丹"的佳句，芍药与牡丹并称"花中二绝"。芍药不仅有美丽的外表，同时它的根具有很高的药用价值。芍药始载于《神农本草经》，被列为中品，古代无赤芍、白芍之分，自《本草经集注》才有赤芍、白芍之分，自此后世医家认为白芍主补，赤芍主泻；白芍主收，而赤芍主散。

白芍为毛茛科植物芍药的干燥根，别名有将离、离草、没骨花、婪尾草、余容等。主产浙江、安徽、四川等地，其中浙江产者，亦称杭白芍，品质最佳；安徽产者称为亳白芍，产量最大。白芍以根粗长、匀直、质坚实、粉性足、表面洁净者为佳。

白芍作为常用中药，味苦、酸，性微寒，归肝、脾经。功效为养血敛阴，平肝，柔肝止痛。可用于治疗月经不调、痛经、崩漏带下，自汗盗汗，胁痛，腹痛，四肢挛痛，血虚萎黄。历代名家典籍中也对白芍有详细的记载。《本经》记载："白芍，主邪气腹痛，除血痹，破坚积，治寒热疝瘕，止痛，利小便，益气。"《名医别录》记载："白芍，通顺血脉，缓中，散恶血，逐贼血，去水气，利膀胱、大小肠，消痈肿，（治）时行寒热，中恶腹痛，腰痛。"《药性论》记载："白芍，治肺邪气，腹中疠痛，血气积聚，通宣脏腑拥气，治邪痛败血，主时疾骨热，强五脏，补肾气，治心腹坚胀，妇人血闭不通，消瘀血，能蚀脓。"《日华子本草》记载："白芍，治风补痨，主女人一切病，并产前后诸疾，通月水，退热除烦，益气，治天行热疾，瘟瘴惊狂，妇人血运，及肠风泻血，痔瘘发背，疮疥，头痛，明目，目赤，胬肉。"

白芍常见于许多经典处方，它是妇科第一方——补血养血"四物汤"的组成药物之一，许多调理气血的名方，如八珍汤、胶艾汤等都是在其基础上化裁而来的；《太平惠民和剂局方》中治疗肝郁血虚的名方逍遥散则是白芍配伍柴胡、当归等；白芍有酸敛之性，故能敛阴和营，配伍桂枝等组成桂枝汤，可用于治疗外感风寒表虚证；《伤寒论》中的小建中汤，即桂枝汤倍芍药加饴糖，用于治疗虚劳里急证。

现代研究提示，白芍含有芍药苷、芍药内酯苷、苯甲酸等。此外，还含有挥发油、脂肪油、淀粉、蛋白质等。芍药根提取物没食子酸和没食子酸甲酯具有清除自由基、抑制脂质过氧化、保护氧化DNA 免于损伤而不具有促氧化剂活性。白芍苷类影响自身免疫性疾病的细胞免疫、体液免疫和炎症过程，可以治疗内分泌紊乱引起的疾病。

二、白芍药膳

白芍也可做药膳，以下将简单介绍几款白芍药膳方。

白芍炖猪肘

材料：白芍 25 克，猪肘 500 克，料酒 5 毫升，食盐、味精、生姜片、葱段各适量。

做法：将以上材料按常法入锅炖熟就可以。

功效：活血凉血，消肿止痛，柔肝养血，用于调理月经不调、崩漏带下、阴虚发热等症。

白芍麦枣粥

材料：糯米（江米）150 克，大枣 30 克，白芍 20 克，小麦 25克，蜂蜜 15 克。

做法

1. 将糯米（江米）淘洗净，用凉水浸泡 1 小时，捞出来沥干水分；大枣去核洗干净，切两半。

2. 将小麦、白芍整理干净，装入纱布袋内，扎紧袋口放进锅里，注入适量的水烧沸，接下来小火煎煮 30 分钟。

3. 拿出药袋，把大枣和糯米一起放进锅里，用大火煮沸，接下来改小火煮到糯米（江米）软烂，加入蜂蜜搅拌均匀就可以。

功效：养血，益肾，健脾养胃，比较适用于病后体虚、肝硬化、女性血虚、心血管病患等。

白芍美白祛斑汤

材料：白芍 5 克，白术 5 克，茯苓 5 克，甘草 2 克。

做法：所有材料一起入锅，用水煎服。

功效：本方可以补气益血、美白润肤，适合气血虚寒导致的皮肤粗糙、萎黄，黄褐斑，色素沉着等情况的人群服用。

白芍牡蛎汤

材料：白芍 20 克，牡蛎 30 克，陈皮 5 克，生姜 5 克。

做法：先把准备好的牡蛎用清水冲洗干净，然后放入锅中加清水 5 碗，煮沸 20 分钟后，放入白芍、陈皮、生姜同煮，煮至 1 碗，调味即可食用。

功效：服用本方能够滋阴养血、平肝息风，适合甲状腺功能亢进患者服用。

白芍养血止痛粥

材料：白芍 15 克，黄芪 15 克，当归 15 克，泽兰 10 克，粳米 100 克，红糖适量。

做法：先把备好的黄芪、当归、白芍、泽兰煎煮 15 分钟，去渣取汁，放入粳米煮粥，将熟烂时加入适量红糖即可。早晚温热食用。

功效：服用这道粥能够调理女性月经不调，可以补气血、健脾胃、止疼痛，可以用于辅助治疗女性痛经。此外还可以起到防止衰老、预防动脉硬化的作用。

浙八味之延胡索

一、延胡索简介

《中华人民共和国药典（2015年版）》记载延胡索为罂粟科植物延胡索的干燥块茎。延胡索，味辛、苦，性温，归肝、脾经，能活血、行气、止痛，用于胸胁、脘腹疼痛，胸痹心痛，经闭痛经，产后瘀阻，跌仆肿痛。延胡索呈不规则扁球形，质硬而脆，断面黄色，角质样，有蜡样光泽；延胡索以个大、饱满、质坚实、断面色黄者为佳。

延胡索，首次记载于《雷公炮炙论》："心痛欲死，速觅延胡。"《本草纲目》中提及："本名玄胡索，后避宋讳，改玄为延也。"《医学入门》云："玄胡索生胡国。玄言其色，索言其苗交纽也。"《开宝本草》以后正式将玄胡索改名为延胡索。《中华本草》中记载："元胡索，元胡。"因此，延胡索的别名有玄胡索、元胡、元胡索、延胡。《开宝本草》中对延胡索的描述已比较全面，"延胡索，味辛，性温，无毒。主破血，产后诸病因血所为者，妇人月经不调，腹中结块，崩中淋露，产后血晕，暴血冲上，因损下血，或酒摩及煮服。"《医学入门·本草》记载："延胡索，善理气痛及膜外气块，止心气痛及小肠、肾气、腰暴痛，活精血。又破血及堕落车马疼痛不止。"《本草纲目》记载："延胡索，活血、利气，止痛，通小便。"《得配本草》记载："延胡索，破血生用，调血炒用，行血酒炒，止血醋炒；上部酒炒，中部醋炒，下部盐水炒。"延胡索，活血宜酒炒，止痛宜醋制；使用时须注意：孕妇禁服，体虚者慎服，或与补益药同用。

延胡索，辛温行散，可升可降，能活血脉，散瘀血，行滞气，通经络，既可行血中气滞，又可散气中血滞，被称为止痛要品。胸阳不振、气血凝滞的胸痹心痛者，可配伍莪术、当归、高良姜、五灵脂等，以温经活血、行气止痛，如元灵散。肝气郁滞化热，胃脘痛及两胁者，可配伍川楝子，以疏肝行气止痛，如金铃子散。肾虚血滞，腰腿疼痛者，可配伍补骨脂、牛膝、当归等，以补肾强腰、活血止痛，如延胡索散。妇人气滞而致血瘀、经前少腹胀痛者，可与乌药、香附等并用，以行气止痛，如加味乌药汤。寒凝血瘀、经闭不行、时腹痛里急者，可配伍桂枝、干姜、当归等，以温经和血止痛，如延胡索汤。跌坠损伤、血瘀不散而刺痛者，可单味研末酒调服用，也可配伍蒲黄、肉桂等，以散瘀止痛，如延胡索散。

现代研究表明，延胡索含延胡索甲素、四氢帕马丁、延胡索丙素、有机酸等有效成分，有治疗心脑血管、神经系统、消化系统疾病的作用，同时在抗肿瘤、抗溃疡等方面具有良好的药理作用，临床上主要用于治疗各种疼痛、心血管疾病及痛经等。

二、延胡索药膳

延胡索同样也可以用作食疗，以下简单介绍几款药膳方。

延胡索茶

将10克延胡索切成小块，放入保温杯中，冲入250毫升沸水，盖闷30分钟即可。延胡索茶可调节中枢神经系统，治疗消化系统疾病和心脑血管疾病，具有良好的止痛效果。

延胡索酒

将延胡索研细末，备用；黄酒烧热后调匀药末5克，1日服2次。延胡索酒可活血散瘀、理气止痛，适宜于产后恶露不尽、腹内疼痛者。

延胡索佛手茶

将6克延胡索和10克佛手放入保温杯中，开水冲泡即可，代茶饮。延胡索佛手茶可行气活血、化滞止痛，适宜于气滞血瘀的溃疡患者。

延胡益母草枣蛋

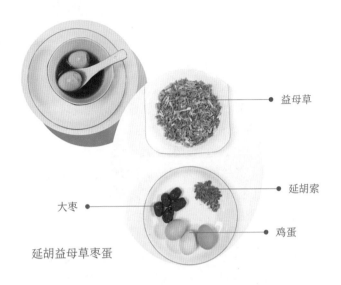

益母草

延胡索

大枣

鸡蛋

延胡益母草枣蛋

　　将 10 克延胡索，30 克益母草，200 克鸡蛋和 15 克大枣洗净；药材和鸡蛋同煮，鸡蛋煮熟后去壳，继续煮 2 ~ 3 分钟，去渣取汁，吃蛋喝汤。延胡益母草枣蛋可活血理气、化瘀止痛，适宜于经行量少、血瘀腹痛、舌质紫黯有瘀点者。注意不可长期频繁食用。

浙八味之麦冬

一、麦冬简介

　　《中华人民共和国药典（2015 年版）》记载麦冬为百合科植物麦冬的干燥块根。《本草纲目》记载："麦须曰虋，此草根似麦而有须，其叶如韭，凌冬不凋，故谓之麦虋冬，及有诸韭、忍冬诸名。俗作门冬，便于字也。"根据产地不同，分为浙麦冬、川麦冬。浙麦冬原产地杭州笕桥，为浙江著名道地药材之一。川麦冬主产于四川绵阳地区，以涪江冲积平原所产麦冬为佳品。浙麦冬，呈纺锤形，表面黄白色或淡黄色，半透明，有不规则纵皱纹，未干透质较柔韧，干透后质坚硬。断面黄白色，角质状。中柱细，已木质化，湿润后可以抽出。气微香，味甜，嚼之发黏。川麦冬，块根较瘦，中部肥满。表面多呈灰白色，质不甚坚。香气较弱，微甜较淡，嚼之不发黏。麦冬以粒肥大、淡黄白色、半透明、嚼之有黏性者为佳。

麦冬始载于《神农本草经》，列为上品，"味甘，平。主治心腹结气，伤中，伤饱，胃络脉绝，羸瘦，短气。久服轻身，不老，不饥。"《名医别录》记载："（主）身重目黄，心下支满，虚劳客热，口干燥渴，止呕吐，愈痿蹷，强阴益精，消谷调中，保神，定肺气，安五脏，令人肥健，美颜色，有子。"《本草拾遗》记载："止烦热消渴，寒热体劳，止呕开胃，下痰饮。"麦冬味甘、微苦、微寒，归心、肺、胃经，养阴生津，润肺清心。用于肺燥干咳，虚痨咳嗽，津伤口渴，心烦失眠，内热消渴，肠燥便秘，咽白喉。

《温病条辨》中记载，沙参麦冬汤可用于治疗温燥犯肺，干咳无痰或痰少而黏；益胃汤可用于治疗热伤胃阴，津液不足，口渴咽干；清营汤可用于治疗外感热病，身热夜甚，心烦不寐。

现代研究表明，麦冬含多糖、甾体皂苷、高异黄酮、氨基酸等有效成分，有抗心肌缺血、降血糖、调节免疫力、抗感染、抗肿瘤、抗氧化、抗过敏、改善肝肺损伤及止咳平喘等作用。

二、麦冬药膳

《太平圣惠方》《金匮要略》等古医书中均有麦冬食疗方的记载，下面简单介绍几款麦冬药膳。

麦冬莲竹饮

取麦冬15克、莲子心3克、竹叶10克，用沸水冲泡即可。本品具有滋养心阴、清热除烦之功，可用于治疗心烦、失眠、多梦、口干咽燥等症。不适合虚寒体质之人。

麦冬大枣粳米粥

将粳米100克洗净、沥干，麦冬15克去心、洗净，放入锅中，加适量冷水及 10 颗大枣，煮约 30～40 分钟，煮至粳米黏稠、香气大出即可。本品具有滋阴养胃之功，可治疗胃脘嘈杂、干呕、呃逆、口干、咽干等。但不适合脾胃虚寒、腹泻、外感风寒及痰饮内盛之人。

麦冬酒

麦冬、天冬各 100 克，加 2 000 毫升水，煎煮至 1 000 毫升，过滤弃渣，取汁，加糯米，发酵酿酒。用法：每次 2 汤匙，1 日 2 次。适用于肾虚劳损、肺热咳喘、胃热便秘之人。

麦冬海带煲乌骨鸡

麦冬 25 克、海带 100 克洗净，乌骨鸡 1 只（约 500 克）宰杀去毛、内脏、爪，沸水氽烫后切成 3 厘米小块。油锅烧至六成热，葱、姜爆香，加入乌骨鸡、海带、麦冬和高汤，文火煲 1 小时左右，加盐调味即可。本品具有滋阴补肾之功，适用于高血压、更年期综合征患者。

浙八味之玄参

一、玄参简介

玄参为玄参科植物玄参的干燥根。玄为黑色，陶弘景曰："其茎似人参，故得参名。"清代因避康熙帝玄烨讳，改玄为元，故又名元参。

玄参质坚实，不易折断，以枝条肥大、皮细、性糯、断面乌黑油润、不空泡者为佳。全国多地有栽培，以浙江磐安、东阳、缙云等地所产质量最佳，为道地药材，称为浙玄参。其鲜品色白，因含有环烯醚萜苷类物质，加工过程中易变为乌黑色，故又名黑参。玄参个头较大，先辈发明了独特的加工方法——"发汗"，即将晒或烘至半干的玄参堆放 3～6 天，促使内部深层水分向体表转移，反复数次至内部变黑色，再烘干或晒干。

玄参始载于《神农本草经》："主腹中寒热积聚，女子产乳余疾，补肾气，令人目明。"在历代本草著作中皆有描述，多作为清热药物使用。《本草纲目》记载："滋阴降火，解斑毒，利咽喉，通小便血滞。"《医学衷中参西录》记载："以玄参与柏子仁、枸杞子并用，以治肝肾虚而生热，视物不了者，恒有捷效也。"

玄参味甘、苦、咸，微寒。归肺、胃、肾经。具有清热凉血、滋阴降火、解毒散结之功效，为清热凉血之要药。《温病条辨》中的清营汤、清宫汤及化斑汤均含有玄参，用于治疗热入血分、热陷心包、发斑发疹等。《太平圣惠方》中记载玄参散 13 首，均以玄参为主药，伍以其他不同药材，主治咽喉肿痛、饮食不利。《验方新编》中的四妙勇安汤，以玄参与当归、金银花、甘草同用，是治疗热毒炽盛之脱疽的经典名方，临床上广泛应用于脉管炎、糖尿病并发症等，常获良效。

另外，现代临床应用玄参、麦冬、决明子各 5～10 克泡茶顿服治疗慢性咽炎；玄参、生地黄各 30 克，土牛膝 40 克，细辛 2 克水煎服治疗牙痛；玄参、当归、花粉各 15 克，莱菔子 30 克制成散剂，治疗便秘；玄参 30 克，生地黄 40 克，泡茶饮治疗手脱皮。以上药方皆取得良好疗效，临床有效率多在 90% 以上。

玄参的主要活性成分是环烯醚萜类，《中华人民共和国药典（2015 年版）》将哈巴苷和哈巴俄苷在玄参中的总量作为评价指标。此外尚有苯丙素类、植物甾醇、有机酸类、黄酮类等。现代研究表明，玄参具有抗感染作用，还有增强免疫力、抗心肌缺血及降血压等作用。

二、玄参药膳

玄参同样也可以用作食疗，以下简单介绍几款药膳方。

玄参猪肝煲

养肝益阴，泻火解毒。适用于急、慢性结膜炎，更年期综合征等。

玄参 15 克洗净，切成薄片；猪肝 500 克入锅内，加适量水，煮透，捞出，切成薄片，加入酒、葱、调料去腥味。将玄参置煲内，加汤煮沸。先煮 30 分钟，再加入骨头汤、猪肝煮熟，既可烫其他菜食，又可直接佐餐。

玄参桔甘茶

润肺生津止渴。适用于肺阴不足引起的喉痒、咳嗽、无痰、口渴咽干等。

玄参4.5克，麦冬4.5克，桔梗3克，甘草1.5克，以上4味共轧为粗末，和匀过筛，纸袋装，每袋重13.5克。每次1袋，用开水冲泡，代茶饮。

玄参决明粥

滋阴清热。适用于高血压合并高脂血症，以口干渴、便秘为主症者。

先将玄参、决明子各15克水煎取汁。再将荞麦、粟米各50克洗净后放入锅内，加入药汁及清水适量，大火煮沸后，用小火煲成粥即可。

玄参麦冬瘦肉汤

泻火解毒，清热养阴，利咽解渴，清心除烦。适用于因烟酒过多或频繁熬夜而导致咽喉肿痛、风火牙痛、口干声嘶、心烦口渴者。

玄参、麦冬各25克洗净，浸泡1小时；猪瘦肉500克洗净，切块，浸水；将清水1 800毫升放入瓦煲内，煮沸后加入以上用料，大火煲滚后改用文火煲3小时，加盐调味。

玄参性寒，胃寒、脾虚泄泻者慎用。且不宜与藜芦同用，与黄芪、干姜、大枣、山茱萸同用会降低药效。

浙八味之白术

一、白术简介

白术为菊科植物白术的干燥根茎，别名于术、冬术，以个大、质坚实、断面黄白色、香气浓者为佳。味苦、甘，性温。归脾、胃经。健脾益气，燥湿利水，止汗，安胎。主治脾气虚弱，食少腹胀，便溏，痰饮眩晕，小便不利，水肿，湿痹酸痛，气虚自汗，胎动不安。

白术根茎含挥发油，油中主要成分为苍术酮、苍术醇、白术内酯等。现代研究发现，白术具有抗胃溃疡、利尿、解痉、保肝利胆、抗氧化、降血糖等作用。

白术生于山区丘陵地带，野生种几已绝迹，现广为栽培，以浙江嵊州、新昌地区产量最大，於潜所产品质最佳，特称为"于术"。《本草备药》中有载：其苦燥湿，甘补脾，温和中。在血补血，在气补气，无汗能发，有汗能止。燥湿则能利小便，止泄泻，消痰水肿满，黄疸湿痹。补脾则能进饮食，祛劳倦，止肌热，化症癖。和中则能止呕吐，定痛安胎。

白术具土德之全，为后天资生之要药，故能于金、木、水、火四脏，皆能有所补益也。与凉润药同用，善补肺；与升散药同用，善调肝；与镇静药同用，善养心；与滋阴药同用，善补肾。白术还具有多种不同的炮制品，收敛止泻宜用焦白术；健脾益气宜用麸炒白术；健脾和胃、止泻止呕则宜用土炒白术。故白术经配伍后能治疗多种病症，其经典方剂有：白术散、参苓白术散、枳术丸、四君子汤、白术附子汤、安胎丸等。

白术芳香质柔，可升可降，守而不走。但有温燥之性，会助火伤阴，阴虚内热、津液亏耗者慎服；内有实邪壅滞者禁服。

二、白术药膳

白术麦冬茶
材料：白术4.5克，麦冬（去心）3克。
做法：将上药同煎煮做汤，夏日代茶饮。
功效：益气补脾。适用于老年脾虚，津少口渴者，久服延年耐衰。

白术甘草茶
材料：白术15克，甘草3克，水600毫升，绿茶3克。

做法

1. 将白术、甘草加水，煮沸 10 分钟，加入绿茶即可。

2. 分 3 次温饮，再泡再服，日服 1 剂。

功效：健脾补肾，益气生血。

白术饼

材料：生白术 250 克，大枣 250 克，面粉 500 克。

做法

1. 生白术研细末焙熟，大枣煮熟去核。

2. 处理好的生白术和大枣与面粉混合做饼，当点心食用。

功效：健脾益胃，燥湿止泻。适用于脾虚食少、久泻不止等症。气滞胀满者不宜用。

四君子蒸鸭

材料：党参 15 克，白术、茯苓各 10 克，甘草（炙）3 克，鸭 1 只，葱、生姜、料酒、盐适量。

做法

1. 将鸭去毛、内脏及肚内油脂，洗净。

2. 将上述药材用纱布包好，放入鸭肚内。整鸭放于大碗中，加葱、生姜、料酒、盐，用保鲜膜封住碗口，于笼中蒸熟，去保鲜膜、药袋。

功效：健脾补气。适用于脾气虚弱、大便稀薄的慢性肠炎者。外感未清者不宜食用。

炒扁豆白术炖鸡脚

材料：白术 10 克，猪瘦肉 100 克，炒扁豆 25 克，火腿肉 20 克，鸡脚 4 对，生姜片、盐各适量。

做法

1. 上述材料分别洗净，火腿肉、猪瘦肉切片，鸡脚去甲，切开，刀背敲裂。

2. 鸡脚与生姜片、白术、炒扁豆放入炖盅内，加入冷开水六成满，加盖隔水炖2小时，再放入猪肉、火腿肉，汤汁缩干时加盐调味。

功效：健脾祛湿气。

陈皮白术猪肚汤

材料：陈皮6克，白术30克，鲜猪肚半个或1个，砂仁6克，生姜5片，盐适量。

做法

1. 先将猪肚去除肥油，放入开水中去除腥味，并刮去白膜。

2. 陈皮、白术、砂仁、生姜用清水洗净。然后将全部用料放入汤煲内，煮沸后用慢火煲2小时即可，加盐调味。

功效：健脾理气。

白术五味粥

材料：白术12克，茯苓15克，陈皮、砂仁各3克，生姜皮1克，粳米100克。

做法

1. 将上五味药煎汁去渣，加入粳米同煮为稀粥。

2. 每日分2次，早晚温热服。

功效：健脾行水。

白术鲫鱼粥

材料：白术10克，鲫鱼100克，粳米30克，糖适量。

做法

1. 鲫鱼去杂，洗净切片。白术洗净煎汁100毫升。

2. 将鱼、粳米煮粥，粥成时加入药汁和匀，加糖调味。

功效：安胎。

浙八味之郁金

一、郁金简介

郁金，郁言其香浓，金言其色黄也。《本草纲目》引朱丹溪言："郁金无香而性轻扬，能致达酒气于高远。古人用治郁遏不能升者，恐命名因此也。"郁金为姜科植物温郁金、姜黄、广西莪术或蓬莪术的干燥块根。前两者分别习称温郁金和黄丝郁金，其余按性状不同习称桂郁金或绿丝郁金。其中温郁金主产于浙江温州，是著名浙八味之一，以质坚实、外皮皱纹细、切面色黄角质样者为佳。

郁金入药历史悠久，早在汉代《五十二病方》中就有记载。唐代《药性论》始载本品："治女人宿血气心痛，冷气结聚。"《新修本草》谓："主血积，下气。"并补充其功效"主治生肌，止血，破恶血、血淋、尿血、金疮。"《本草备要》也曾记载："行气，解郁，泄血，破瘀。凉心热，散肝郁，治妇人经脉逆行。"郁金味辛、苦，性寒，归心、肝、胆经，具有行气化瘀、清心解郁、利胆退黄的功效。主要用于治疗经闭痛经，胸腹胀痛、刺痛，热病神昏，癫痫发狂，黄疸尿赤。

郁金味辛能散能行，既能活血，又能行气解郁而达止痛之效，如《医宗金鉴》中的颠倒木金散，郁金与木香配伍同用，可治一切气郁血郁之痛，气郁倍木香，血郁倍郁金。《傅青主女科》中的宣郁通经汤，郁金配柴胡、栀子等同用，可治女性经行腹痛、乳胀，属肝郁有热、气血瘀滞者。《温病全书》中的菖蒲郁金汤，郁金配石菖蒲、栀子、竹沥等同用以清心、化痰、开窍，治疗湿温病邪入心包，痰浊蒙闭，神志昏迷。

现代药理学研究表明，郁金中主要含有挥发油、姜黄素类成分，其次还含多糖、生物碱、微量元素、淀粉等成分，具有保肝利胆、调节免疫力、降血脂、抗氧化、抗真菌、抗肿瘤、中枢抑制、终止妊娠与抗早孕作用；改善阿尔茨海默病患者的工作记忆和空间学习记忆能力及抗衰老等多种作用。

二、郁金药膳

郁金也可用于食疗，这里介绍几款郁金药膳方。

1. 郁金解郁茶

材料：郁金（醋制）10克，甘草（炙）5克，绿茶3克，蜂蜜适量。

做法：先将郁金、甘草（炙）共研成粉，再和绿茶一起装入茶袋中，放入茶壶，冲入沸水，闷泡15分钟后倒入杯中，加入蜂蜜即可饮用。每日1剂，不拘时频频饮服。

功效：可疏肝解郁、活血化瘀、行气止痛、清心养肝，适用于情志抑郁不舒、胸腹胁肋诸痛者饮用，四季均宜饮用。

2. 荷叶郁金降压粥

材料：粳米100克，荷叶20克，郁金15克，山楂（干）30克，冰糖5克。

做法：将粳米、山楂、荷叶洗净后备用，把一整张荷叶撕成小块，放入开水中煎煮，放入郁金，搅拌一下，让它们彻底浸泡在水中，用大火煮10分钟左右，把煮透的荷叶和郁金都捞出来，把准备好的山楂、粳米和冰糖放进用荷叶和郁金熬出的汤汁里，大火煮20分钟，再换小火煮10分钟，这样一锅香喷喷的荷叶郁金降压粥就做好了。

功效：此粥清暑、理气、活血、养胃、生津，适用于高血压、高脂血症患者的日常饮食调理。

3. 郁金田七蒸乌骨鸡

材料：田七6克，郁金9克，乌骨鸡1只（500克），黄酒10克，生姜、葱、大蒜、盐各适量。

做法：田七切成颗粒（绿豆大小）。郁金洗干净、润透，切成片，乌骨鸡宰杀后去毛、内脏和爪，乌骨鸡放进蒸盆内，加入生姜、葱、大蒜，在鸡身上抹匀黄酒、盐，将田七、郁金放进鸡腹内，加入清水300毫升，将蒸盆放置在蒸笼内，用大火蒸50分钟即可，每次吃鸡肉50克，佐餐食用，每日1次。

功效：补气血、祛瘀血、消腹水，适用于肝硬化腹水患者。

4. 二金玉枣瘦肉汤

材料：郁金、鸡内金各 15 克，玉米须 30 克，大枣 5 颗，猪瘦肉适量。

做法：以上材料分别洗净后，同入砂锅内，加入清水适量煎汤，去渣，饭后饮用，每日 2 次。

功效：健脾、消食、利胆，适用于胆囊炎、胆结石患者。

浙八味之杭白菊

一、杭白菊简介

杭白菊，清丽典雅，花形婀娜多姿，是花中珍品，可供观赏、食用、药用，令人怡神养性。它开在晚秋，表现不畏风霜，独立寒秋，象征孤傲不惧的品格，被人们誉为秋天的花神。

杭白菊为菊科菊属植物菊的干燥头状花序，主产于我国浙江桐乡，是卫生健康委员会批准的首批药食同源道地药材，也是浙江省传统中药材浙八味之一。菊花在长期的人工栽培中形成了杭菊、亳菊、滁菊、贡菊、怀菊、济菊、祁菊、黄菊等八大品系，其中杭白菊与亳菊、滁菊、贡菊列为公认的四大名菊。以花朵完整不散瓣，色白/黄，香气浓郁，无杂质者为佳。

杭白菊气清香，味微辛、苦，性微寒，具有散风清热、清热解毒、平肝明目之功，常用于治疗风热感冒、头痛眩晕、目赤肿痛、眼目昏花、疮痈肿毒。经典方剂有：桑菊饮、羚角钩藤汤、菊花茶调散。菊花含挥发油，主要成分为菊油环酮、龙脑、樟脑。现代研究表明，杭白菊具有扩血管、增加冠脉流量、抗衰老、抗病原微生物等作用。菊花历来就被誉为长寿花、抗衰老之花。

杭白菊有着非常悠久的栽种历史。浙江桐乡一带从公元 1573 年开始栽种，一直以来都是以杭白菊的道地产地而著称。菊花始载于

《神农本草经》，被列为上品。历史上关于杭白菊的记载最早出现在明末清初著名农学家张履祥的《补农书》，书中记载："甘菊性甘温，久服最有益……黄白两种，白者为胜。"此后对杭菊的记载逐渐系统化，如《本草害利》记载："杭州黄白茶菊，微苦者次之。"《本草纲目拾遗》引《百草镜》记载："甘菊即茶菊，出浙江、江西者佳，形细小而香……近日杭州笕桥、安徽池州、绍兴新昌唐宫市、湖北皆产入药。"《本草从新》记载："甘菊花，家园所种，杭产者良。有黄白二种，单瓣味甘者入药、点茶、酿酒、作枕俱佳。"地方志中也有关于杭菊的记载，《万历杭州府志》记载："杭州城精产甘菊，香味清美，及时采之，胜于诸品。"

二、杭白菊药膳

杭白菊广泛应用于药膳，以下将简单介绍几款杭白菊药膳方。

杞菊决明子茶

材料：枸杞子 10 克，杭白菊 6 克，决明子 20 克。

做法

1. 将枸杞子、杭白菊同时放入较大的、有盖的杯子中。

2. 用 80～85℃开水冲泡，加盖，闷 15 分钟后便可饮用。

3. 当茶频饮，一般可冲 3～5 次。

功效：此茶具有清肝泻火、养阴明目以及降血压、降血脂的作用。适用于肝火阳亢型脑卒中后遗症，症见肢体麻木、瘫痪，头晕目眩，头重脚轻，面部烘热，烦躁易怒，血压升高，舌质偏红，苔黄，脉弦者。

大枣杭白菊粥

材料：大枣 50 克，粳米 100 克，杭白菊 15 克。

做法

1. 将材料一同放入锅内加清水适量，煮粥。

2. 待粥煮至浓稠时，放入适量红糖调味食服。

功效：此粥具有健脾补血、清肝明目之功效；长期食用可使面部肤色红润，起到保健防病的作用。

杭白菊豆腐

材料：杭白菊25克，豆腐1块，鸡蛋3个，干面、食用油、葱、生姜、料酒、味精和盐适量。

做法

1. 将豆腐切成一寸见方的薄片，杭白菊瓣切成段，将豆腐片上分别贴上几个杭白菊段，再在上面撒一层薄薄的干面。

2 将鸡蛋打在碗里搅匀，用筷子夹住贴有杭白菊和干面的豆腐片，依次在鸡蛋液中裹匀，放在盘里层层码好。

3. 另将葱、生姜、盐、油和料酒入锅炒好，滚烫时立即倒在杭白菊豆腐上后，即可食用。

功效：这道菜具有清热明目、益气宽中的功效，适合虚火上炎、胃口不适者。

杭白菊猪肝汤

材料：枸杞子15克，杭白菊60克，鲜猪肝300克，精盐、味精少许。

做法

1. 先将猪肝洗净切片，放入热油锅内略煸，加杭白菊水（杭白菊用纱布单包，加水1 000毫升）。

2. 大火煮沸15分钟，取出纱布袋。

3. 放入枸杞子大火煮沸，15分钟后改用文火，熟时放精盐、味精调味。

功效：此汤具有滋补肝肾、清热明目之功效。

鸡蛋杭白菊羹

材料：鸡蛋1个，杭白菊5克，藕汁适量，陈醋少许。

做法

1. 将鸡蛋打成液与杭白菊、藕汁、陈醋调匀。

2. 隔水蒸炖熟后即成，每日1次。

功效：此羹具有止血活血、消肿止痛的作用。适用于食管癌咳嗽加重、呕吐明显者。

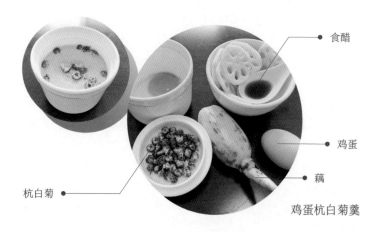

食醋

鸡蛋

藕

杭白菊

鸡蛋杭白菊羹

杭白菊糕

材料：杭白菊 10 朵，冰糖 10 克，琼脂和枸杞子适量。

做法

1. 将 6 杯水加入锅中与杭白菊一起煮沸，然后用纱布滤掉杭白菊。

2. 在杭白菊水里加入冰糖，倒入琼脂，一边搅拌一边加热，等水沸后马上熄火。

3. 把煮好的浆汁倒入自己喜欢的模具，再加入枸杞子碎，放凉即可由模具中倒出食用。

功效：杭白菊糕具有清凉去火的食疗效果。

新浙八味之石斛

一、石斛简介

石斛味甘，微寒。归胃、肾经。益胃生津，滋阴清热。石斛含石斛碱、石斛多糖、石斛酚、石斛胺、总氨基酸等成分，用于热病津伤、口干烦渴、胃阴不足、食少干呕、病后虚热不退、阴虚火旺、骨蒸劳热、目暗不明、筋骨痿软的患者。

石斛最早记载于 2000 多年前的《神农本草经》："幽兰在山谷，本自无人识。只为芳香重，求者遍山隅。"铁皮石斛，古已有之。古时在民间，人们将新鲜的铁皮石斛原汁喂入身体极度虚弱的垂危患者口中，可使其起死回生，被传为救命"仙草"。

相传徐福寻找紫楹仙姝，紫楹二字即是滋阴之意。紫楹仙姝即是长在深山里的铁皮石斛，紫楹仙姝后来被道家经典《道藏》收藏，与天山雪莲、三两重人参、深山灵芝、冬虫夏草、百二十年首乌、海底珍珠、花甲茯苓、肉苁蓉一起，被称为中华九大仙草。历代皇室一直将铁皮石斛列为皇室贡品。李时珍在《本草纲目》中评价"石斛，强阴益精。久服厚肠胃，补内绝不足，平胃气，长肌肉，补肾益力。"

清代陈士铎（1644—1911 年）编撰的浙派古籍《本草新编》记载："石斛却惊定志，益精强阴，尤能健脚膝之力，善起痹病，降阴虚之火，大有殊功。金钗石斛，又名'千年润'，妙在微寒，以泻为补也。（〔批〕相火者，虚火也，虚火必补而后息。石斛之补肾，岂及熟地，然以轻虚之体，潜入于命门阴火之中，能引入命门之火，仍归于肾，舍石斛更无他药可代。大寒之药，有泻而无补；微寒之药，有补而无泻，发前人所未发。）"

二、石斛药膳

石斛麦冬瘦肉汤

材料：麦冬 10 克，石斛 12 克，百合 10 克，猪肉 250 克，清水 1 升，盐适量。

做法

1. 猪肉洗净后切片，麦冬、石斛、百合洗净。

2. 将猪肉及麦冬、石斛、百合放入电砂煲中加入 1 000 毫升水煲 1.5 小时，然后加适量盐调味即可。

石斛花旗参灵芝煲乌骨鸡

材料：乌骨鸡 1 只，石斛 10 克，花旗参片 15 克，灵芝 25 克，蜜枣 2 颗，生姜 1 块，盐 1 茶匙（5 克），清水适量。

做法

1. 将乌骨鸡内脏、鸡头去除，洗净后放入汤煲中，一次性加入 2 000 毫升清水，大火煮开后，用勺子撇去浮沫。

2. 生姜去皮切成片，与石斛、花旗参片、灵芝和蜜枣一起倒入汤煲中，盖上盖子，调成小火煲 2 个小时，食用前放入盐调味即可。

功效：这款汤有滋阴润肺、清热生津、解酒护肝、健脾胃的功效，经常外出有工作应酬或平时经常熬夜的人，可以尝试用它做日常的调养。花旗参，能清热解毒；石斛有滋阴清热、护肝明目的功效；灵芝可以调理身体每一个不适的地方，灵芝的味道微苦回甘，配上大枣，味道更加美味。汤色浓而不浊，最大限度地保留了汤品的原味。

川贝石斛雪梨糖水

材料：川贝 5 克，石斛 5 克，新鲜雪梨 2 个，南北杏 30 克，冰糖、水适量。

做法

1. 将材料放入清水中浸泡 15～20 分钟，滤水捞起待用。

2. 新鲜雪梨洗净切块，待用。

3. 将以上所有材料放入锅中，加入 2 000 毫升清水，用大火煮沸后，调至小火慢煲 1 小时；请于熄火前 5 分钟加入适量冰糖调味即可。

功效：秋季气候干燥，人们常感到皮肤瘙痒、口鼻干燥，有时干咳少痰，经常吃冰糖川贝炖雪梨可缓解秋燥、止咳平喘，有益健康。川贝雪梨是民间调理咳嗽燥热的常用方，特别是对肺燥引起的咳嗽，可润肺、止咳、化痰、平喘，功效显著。加入少量的枸杞子也有养肝、滋肾、润肺的功效，主治虚劳咳嗽等。

花旗参石斛花胶汤

材料：花旗参适量，石斛 6 颗，鳕鱼胶适量，乳鸽半只，生姜片 2 片，食盐适量。

做法

1. 鳕鱼胶切片、洗净备用，乳鸽飞水，生姜片切丝备用。

2. 将所有材料放入炖盅内，加入适量清水。炖 3 小时，加入适量食盐，即可享用。

石斛大枣汁花卷

材料：石斛、南瓜、大枣汁各约 220 克，普通面粉 200 克，全麦面粉 200 克，酵母 3 克，小苏打少许。

做法

1. 将石斛、南瓜、大枣汁倒入揉面盆中，依次加入酵母、普通面粉、全麦面粉，先用筷子搅拌至无干粉状态，再用手揉成光滑的面团，常温发酵至 2 倍大小。

2. 面团发酵好后，加入小苏打再次揉成光滑面团，然后擀成圆形面皮。

3. 面皮从一端卷向另一端，收口朝下，用刀切成 3～5 厘米的段，取 2 段重叠在一起，拿一根筷子用手捏住筷子两头，从正中间按压至底部，然后将筷子从一端抽出。

4. 按上述步骤制做剩余的面团，等所有面团制作完成后，放在垫有蒸布的蒸锅上醒发 15 分钟。

5. 冷水上锅蒸 15 分钟，关火闷 3～5 分钟出锅。

石斛桂圆大枣糖水

材料：石斛 10 克，桂圆 20 克，大枣 20 克，生姜 10 克，冰糖 10 克（或红糖），清水适量。

做法

1. 石斛冲洗干净，提前浸泡约 1 小时，浸泡的水留用。

2. 生姜切片，桂圆和大枣冲洗干净。

3. 将生姜和石斛放入滤茶包。

4. 桂圆和大枣放入壶中。

5. 加入泡石斛的水，不够加清水至 1 000 毫升，烧开后自动转为小火煮约 1 小时。

6. 加入冰糖，闷约 10 分钟，搅匀即可。

功效：这个方子对浅表性胃炎疗效也比较好，胃不舒服的人可以试试。

石斛老鸭汤

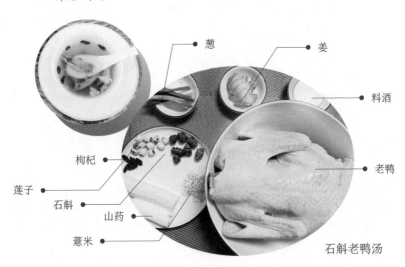

石斛老鸭汤

材料：老鸭 1 只，石斛 7～8 颗，铁棍山药 1 根，莲子、薏米适量，葱，生姜，盐，料酒。

做法

1. 石斛、薏米冲洗干净，放入煲中，加水先煲约 20 分钟。

2. 老鸭斩大块，焯水去血沫，铁棍山药去皮洗净，莲子适量洗净。

3. 老鸭和铁棍山药放入步骤 1 的汤中，同时加一块老姜、数根葱、适量料酒同煲，1 个小时后放入莲子，再煲 40 分钟，加少量盐调味，关火。

新浙八味之衢枳壳

一、衢枳壳简介

衢枳壳，又称胡柚片，由胡柚小青果加工而成，常山是主产区。根据《衢州府志》《常山县志》记载，常山胡柚药用历史可追溯至清代。新版的《浙江省中药炮制规范》新增了的一种地方性中药材——衢枳壳，就是常山胡柚在未成熟（小青果）时采摘，经切片晒干而成。按炮制规范要求，只有在 7 月份采摘的胡柚幼果才能作为衢枳壳中药材原料，中部横切果面直径 3～5 厘米，干燥温度控制在 60℃以下才能作为药用衢枳壳。其味苦、辛、酸，性温，归脾、胃经，具有理气宽中、行滞消胀之功效。常用于胸胁气滞、胀满疼痛、食积不化、痰饮内停、脏器下垂的患者。具有抗氧化、抗菌、抗病毒、降血脂和降血糖等作用。

二、衢枳壳药膳

胡柚简易方

胡柚有很好的药用和养生保健作用，胡柚的果肉和果皮具有很好的止咳化痰功效，秋冬季节用胡柚治疗咳嗽，正应时令。

具体做法：胡柚 1 只，洗净，将胡柚顶部的皮切十字（切入柚肉），放入带盖的碗内，隔水蒸约 1 小时，去皮，放适量冰糖，连肉带汤吃下，每天 1 次。

治疗感冒：胡柚 1 只，切成块状，加水煮 20～30 分钟，加入葱

白 5～10 克，再煮 5 分钟后服用。

消食开胃：胡柚能助消化，经常食用能增进食欲。也可以将柚子皮晒干，备用，用时煮水喝。

常山民间偏方外用柚子皮预防和治疗冻疮：用新鲜的柚子皮切块煮水，煮到汤水变浓时，用毛巾浸此水拧干后热敷冻疮处。柚子皮水可以反复使用，每次需煮沸。可以促进冻疮早日愈合，也可以预防或减轻来年冻伤。

衢枳壳皂角米粥

材料：衢枳壳、皂角米各 5 克，大米 50 克，盐或糖各适量。

做法：将衢枳壳、皂角米分别洗净、晾干，再一起研磨成细粉末。大米洗净，加入适量水熬煮成粥，粥将成时，加入药粉，再次沸腾后加入盐或糖调味即可。空腹温服，每日 2 次。

功效：本品具有行气化积、润肠通便的功效，善治食积不化所致的脘腹胀满、食欲缺乏、消化不良、习惯性便秘等不适。

衢枳壳炒鸭丁

材料：衢枳壳 6 克，玉兰片 50 克，鸭肉 150 克，葱、生姜、盐、料酒、水淀粉各适量。

做法

1. 将鸭肉洗净、切片，上浆后入油锅中滑熟。

2. 衢枳壳入砂锅中，加入沸水，煎煮取浓汁。

3. 玉兰片入沸水中汆烫，热油锅，煸香葱段、生姜片，倒入鸭肉片、玉兰片，烹入料酒、药汁，调入盐，最后用水淀粉勾芡炒匀即可。佐餐食用，每日 1 碗。

功效：本品具有润燥化痰、行气消食的功效，善治气滞胸腹所致的脘腹胀痛、消化不良、食积不化等，并可润肺止咳，可用于缓解咳嗽、痰多等不适。

牛肚衢枳壳砂仁汤

材料：牛肚 250 克，衢枳壳 12 克，砂仁 2 克，盐适量。

做法

1. 牛肚洗净，切条备用。

2. 锅中加入适量水，放入砂仁、衢枳壳和牛肚后大火煮沸，然后转小火继续煮约 2 小时。食用时加入适量盐调味即可。

功效：本汤有健脾补气之功效，尤其适用于脾胃不调、脘腹胀满、胃下垂等患者。

柚皮扒海参

材料：辽参 15 条，小棠菜 1 000 克，胡柚皮 1 250 克，鸡汤 800克，鲍汁 500 克。

做法

1. 将发好的辽参用鸡汤煨入味待用。

2. 将胡柚皮用沸水焯过，清水漂去苦味，再用鸡汤浸煨入味，切片。

3. 把辽参放在柚皮上蒸热，用煮熟的小棠菜与辽参摆盘，淋上鲍汁芡即成。

功效：胡柚皮能降低血液黏滞度，预防血栓形成；辽参富含氨基酸、海参素等多种营养元素，具有滋阴养身之功效。

柚皮炆鸭

材料：新鲜胡柚皮 5 只，光鸭半只，大蒜 2 粒，盐、糖、白酒、淀粉、柱侯酱适量。

做法

1. 把胡柚皮的表层削去。

2. 煮一大锅水，把胡柚皮放进去大火煮 5 分钟，翻转后再煮 5 分钟后熄火。

3. 待柚皮放凉后，捞起沥干水分，用一大盆清水浸泡 2 天，其间要换 3～4 次水，这样柚皮的苦味就被除掉了。

4. 鸭洗净飞水后沥干水分；锅中放少许油烧热，加入蒜头和柱侯酱爆香，然后把鸭放进去煎至两面金黄色，在煎鸭的时候洒入数滴白酒增香。

5. 鸭煎好后注入热水，加入调味料中火炆 30 分钟；最后把切丝并沥干水分的柚皮放进去再炆 15 分钟，用淀粉水勾薄芡就可以上碟了。

新浙八味之乌药

一、乌药简介

乌药味辛，性温。归肺、脾、肾、膀胱经。可行气止痛、温肾散寒。用于寒凝气滞，胸腹胀痛，气逆喘急，膀胱虚冷，遗尿尿频，疝气疼痛，经寒腹痛。

《本草纲目》记载："乌药生岭南邕州、容州及江南……今台州、雷州皆有产之，以天台产者为胜。"自此，天台乌药名盛于世，成为我国道地药材之一。天台乌药，主要分布于浙江省天台县石梁镇的华顶山、街头镇的大旗山、龙溪乡的大雷山、三洲乡的石壁岭上以及柏山等地。

医家在临床观察中发现，乌药性温，能快气宣通、疏散滞气、理气止痛，得百合相助，更添止痛之功效，且无性热之弊。百合甘凉，补胃，还可降泻肺胃郁气，得乌药配伍，无阴药碍中之苦。二药合用，能养胃止痛，久患胃痛的患者多不能耐受单纯的寒药或热药。《本经》记载百合能"补中益气"，乌药能"理元气"。《本草拾遗漏》记载："百合，味甘，性微寒。归肺、心经。功效：润肺止咳，清心安神。主中恶心腹痛，宿食不消，妇人血气。"《食疗本草》记载：乌药"能益人，去虚劳"。

二、乌药药膳

乌药蒸鸡

把乌药放入鸡的腹部蒸煮，再放入一些料酒、生姜、蒜等一起炖。这样制作出的乌药鸡属于大补之物，产妇或者是经过大病的人食用，有很好的恢复效果。

乌药煮豆腐

豆腐的蛋白质含量较高，和乌药一起煮，也不失为一道佳肴。把乌药和豆腐一起放在鲜汤中煮，乌药和豆腐精华都融入汤里。治疗痔疮有奇效。

乌药米饭

材料：乌药 10 克，白糖 100 克，糯米 250 克。

做法：先将乌药加适量水泡发，再放入锅中煎煮半小时，捞去乌药，汤备用。糯米淘净，放入大碗内加适量水，隔水蒸。米饭蒸熟后扣在盘子里。将药汤中加白糖煎成浓汁，浇在米饭盘里即食。

功效：本品健脾温胃，特别适合脾胃虚弱者食用。

乌药蜜饮

材料：乌药 15 克，延胡索 15 克，半枝莲 20 克，蜂蜜 30 克。

做法：先将乌药、延胡索、半枝莲洗净、晾干。乌药、延胡索切片，半枝莲切段，一同放入砂锅内，加适量水煎煮 20 分钟。再用洁净纱布过滤，取滤汁放入容器，调入蜂蜜即成。

功效：本品行气活血、散寒止痛，特别适用于大肠癌患者因寒凝气滞引起的腹部疼痛。

乌药羊肉汤

材料：羊肉（瘦）100 克，乌药 10 克，高良姜 10 克，白芍 25 克，香附 8 克，生姜 4 克，大葱 4 克，黄酒 3 克，花椒 1 克，白砂糖 5 克，盐 1 克。

做法：将乌药、高良姜、白芍、香附、花椒研末，装入纱布袋中，放入砂锅内。羊肉洗净，切小块，入砂锅，加水适量，先以大火煮沸，再改文火慢炖至羊肉烂熟，加入生姜（切大片）、葱（切段）、黄酒、白砂糖，煮一二沸，取出纱布袋，加入盐即可。

用法：食肉饮汤。每日 1 碗。

功效：温脾散寒，益气补虚。

新浙八味之三叶青

一、三叶青简介

三叶青，味微苦，性平。可清热解毒、祛风化痰、活血止痛。用于治疗小儿高热惊厥、痢疾、支气管炎、肺炎、咽喉炎、肝炎及病毒性脑膜炎。外用治毒蛇咬伤、扁桃体炎、蜂窝织炎、跌打损伤。

在生活中，很多人的身体遭受风邪的侵袭，甚至还有不少人已经因为感受风邪而患上了头痛、风疹、耳鸣和面色萎黄等病症。面对这种情况，患者应立即采取中药、外敷、按摩或食疗的方法调理身体，这样才能快速祛除体内风邪，消除身上的不适症状。

三叶青除了有解毒抗炎的疗效外，在祛风这方面也有良好的效果。祛风，是指通过服用中药对由风邪所致身体的不适进行调理。中医认为，风有内风、外风之分。外风由外感所致，内风由脏腑功能失调所致。风邪夹杂寒、湿、热、燥等邪侵袭肌表，临床可出现恶风恶寒、肌肉关节疼痛、皮肤干燥或皮疹等，这就是六淫中的风邪为患。人素体血虚，或者因为失血、耗血，而使肌体发生动摇之症，而见体型消瘦、皮肤干燥瘙痒、肢体颤抖、麻木或偏瘫、时发眩晕，此乃血虚生风之象。常可见容颜憔悴、大便干燥、颜面无光泽或布有黄褐斑。《本草经疏》记载："三叶青去皮肤诸风，故能灭黑黯及诸疮瘢痕。"三叶青，性轻清而上行，可消皮肤疹、痹，祛口中秽气，并能清头目、利咽喉、辟秽恶、除痤疮。《本草纲目》记载用以"治皮肤风热，痘疹作痒"。《医学纲目》记载："三叶青，治妇人赤白带下。三叶酸浆草，阴干为末，空心温酒下三钱匕。"

因此，选用祛风、养血的三叶青，便会有美容润肤、祛斑等功效。

二、三叶青药膳

三叶青，因其良好的清热解毒作用，临床较少作为药膳用品。兹介绍数则简便用药以供参考，但须在中医师指导下使用。

小儿高热惊厥

取鲜三叶青块根 20 克，去皮捣成糊状，加蜜吞服；或取三叶青块根干粉 5～10 克，加蜜调成糊状，吞服，每天 2 次。对于缓解发热、惊厥有一定的作用。

病毒性脑膜炎

鲜三叶青块根 15 克（儿童 10 克）。水煎服，每日 1 剂。对病毒性脑膜炎有一定疗效。

胃及十二指肠溃疡、慢性胃炎

鲜三叶青块根 50 克，去皮加糖捣成糊状，空腹吞服，每天 2 次。于服药后 2 小时再进食，服药期间饮食以软食及流食为主。对于胃痛、胃胀有一定作用。

三叶青外敷祛风

取防风、三叶青、生地黄、当归和丹参 5 种药材，将药材放入 40 度以上的酒中浸泡 3 个月而成。

有一定祛风止痛的功效，对于慢性关节、肌肉疼痛有一定作用。

蜂窝织炎、扁桃体炎、淋巴结结核

鲜三叶青块根，用酒磨成糊状搽患处，每日 2～3 次。

有较好的消肿止痛作用。

新浙八味之覆盆子

一、覆盆子简介

覆盆子味甘、酸，性温。归肝、肾、膀胱经。可益肾固精缩尿、养肝明目。用于遗精滑精、遗尿尿频、阳痿早泄、目暗昏花。

覆盆子可作水果食用，味道酸甜。药用覆盆子为蔷薇科植物华东

覆盆子的干燥果实，一般佐入补益方剂中应用。有实验显示，覆盆子煎剂在试管中对葡萄球菌、霍乱弧菌有抑制作用；对动物还有雌激素样作用；亦具有延缓衰老的作用。

二、覆盆子药膳

覆盆子海参焖羊肉

材料：海参200克，羊肉150克，覆盆子12克，益智仁12克，桂圆6克，食盐、味精及淀粉适量。

做法：将海参泡软，洗净切片；羊肉洗净，切块入水；取覆盆子、益智仁加水2碗，煎至1碗。锅中放油适量烧热后下海参、羊肉爆炒，而后纳入药汁、桂圆，大火烧沸后转文火焖至羊肉烂熟，加食盐、味精及淀粉等，勾芡即成。

功效：补肾益气，温阳疗痿，适用于肾虚阳痿、小便频数。

雀儿药粥（《太平圣惠方》）

材料：麻雀5只，菟丝子30～45克，覆盆子10～15克，枸杞子20～30克，粳米100克，细盐、葱白、生姜各适量。

做法：先将菟丝子、覆盆子、枸杞子一同放入砂锅内煎煮取药汁，去掉药渣；再将麻雀去毛及肠杂，洗净用酒炒，然后与粳米、药汁加适量水一并煮粥，欲熟时，加入细盐、葱白、生姜。每日2次，温热食。3～5天为1疗程，于冬季食用为佳。

功效：具有壮元阳、补精血、益肝肾、暖腰膝之功，适用于肾气不足之阳痿、早泄、遗精、腰膝酸痛或冷痛、头晕目眩、视物不清、耳鸣耳聋、遗尿多尿、女性带下。

党参覆盆子大枣粥

材料：党参10克，覆盆子10克，大枣20颗，粳米100克，白糖适量。

做法：将党参、覆盆子放入锅内，加适量清水煎煮，去渣取汁；粳米淘洗干净。将药汁与大枣、粳米煮粥，粥熟加入白糖调味即成。

功效：具有补气养血、固摄乳汁的作用。可用于防治产后气血虚弱所致的乳汁自出。

巴戟二子酒

材料：巴戟天、覆盆子、菟丝子各 15 克，米酒 250 克。

做法：将巴戟天、覆盆子、菟丝子用米酒浸泡，7天后即可服用。

功效：适用于肾虚所致精液异常、滑精、小便频数、腰膝冷痛等症。

女贞覆盆子酒

材料：女贞子 150 克，覆盆子 150 克，桑椹子 150 克，枸杞子 150 克，西洋参 150 克，冰糖 150 克。

做法：米酒 1 500 克，同上述材料一起置于广口瓶，密封浸泡 3 周，过滤装瓶放冰箱，每晚服用 1 小杯。

功效：预防阴道干涩、性冷淡。

新浙八味之前胡

一、前胡简介

前胡，味苦、辛，性微寒。归肺经。可降气化痰、散风清热。用于痰热喘满、咯痰黄稠、风热咳嗽痰多。别名土当归、姨妈菜、罗鬼菜、水前胡、野芹菜、岩风、坡地石防风、鸡脚前胡、岩川芎、鸭脚七、野辣菜、山芫荽、桑根子苗、鸭脚前胡、鸭脚板。

李时珍指出，前胡"其功长于下气，故能治痰热、喘嗽、痞膈、呕逆诸疾。气下则火降，痰亦降矣。所以有推陈致新之绩，为痰气要药"。《神农本草经集注》记载："前胡，出吴兴（今浙江湖州、杭州）者为胜。"《日华子诸家本草》记载："前胡，越（今浙江绍兴）、衢（今浙江衢州）、婺（今浙江金华）、睦（今浙江建德）等处者皆好。"《增订伪药条辨》记载："前胡，浙江湖州、宁国、广德皆出。"《药物出产辨》记载："前胡，产浙江杭州府为上。"由此可知，浙产前胡历史悠久，品质上佳。

前胡不仅是一味常用药，其嫩苗也有较高的食用价值，在民间常作野菜食用，口感鲜嫩，气味芳香。《救荒本草》中记载，"前胡，采叶熟，换水浸淘净，油盐调食。"《图经本草》记载，"前胡，春生苗，青白色……味甚香美。"《植物名实图考》记载，"前胡，叶黔滇山人采以为茹……云贵志，前胡遍生山麓，春初吐叶，土人采以为羹。"

二、前胡药膳

前胡粥

材料：前胡 10 克，大米 100 克。

做法：将前胡择净，放入锅中，加清水适量，浸泡 5~10 分钟后，水煎煮取汁，加大米煮粥，服食，每日 1 剂，连续 2~3 天。

功效：降气祛痰，宣散风热，适用于外感风热，或风热郁肺所致的咳嗽、气喘、痰稠、胸闷不舒等。

中医认为，前胡味苦、辛，性微寒，入肺经，有降气祛痰、宣散风热之功。本品苦降辛散，入肺经而降气祛痰，又可宣散风热，《本草纲目》言其"清肺热，化痰涎。"《名医别录》言其"去痰实，下气。"药理学研究表明，本品能明显增加呼吸道分泌物、扩张冠状动脉，有较好的祛痰作用，且作用时间长。因此，煮粥服食，对外感风热、痰热郁肺所致的咳嗽、气喘均有效。

白前、前胡素称"二前"，均有降气、祛痰之功，用于肺气壅塞、咳嗽痰多之症，两者常相须为用。但白前微温不燥，寒咳、热咳均宜；前胡微寒清热，兼能宣散风热，主要用于肺热、痰热咳喘及风热表证咳嗽。

新浙八味之灵芝

一、灵芝简介

灵芝，味甘，性平；入肺、心、脾经。具有滋补强壮的功效，可健脑、消炎、利尿、益肾。治虚劳、头晕、心悸、失眠、消化不良、老年慢性气管炎、小儿支气管哮喘、高胆固醇血症、冠心病、硅肺、肿瘤、白细胞减少症。

二、灵芝药膳

猪心煮灵芝

材料：灵芝 25 克，猪心 400 克，精盐少许。

做法：将上料用水共煮食用。

功效：适合失眠、心悸怔忡、烦躁易惊的人。

牛蹄筋炖灵芝

材料：灵芝 25 克，黄芪 15 克，牛蹄筋 1 500 克。

做法：将灵芝、黄芪洗净、切碎，包纱布中。牛蹄筋切成块，与灵芝、黄芪一起放入锅中，加适量水，炖熟后即可食用。

功效：补气安神。

灵芝草鲫鱼汤

材料：鲫鱼 500 克，灵芝 80 克，无花果干 50 克，陈皮少许，生姜 3 片。

做法：将灵芝洗净，切碎；鲫鱼去内脏，洗净，抹干水分，材料都洗净。鲫鱼下油锅两面煎香，放入早已煮开水的煲中，加入所有材料，大火煮开 10 分钟，转小火再熬一个半小时即可加盐食用。

功效：清热解毒，润肺美肤。

河蚌灵芝羹

材料：灵芝 30 克，河蚌肉 255 克，冰糖 60 克。

做法：将上料加水炖熟服用。

功效：适合冠心病、高血压、老年慢性支气管炎、支气管哮喘、白细胞减少症、心律失常等病症的患者。

银耳炖灵芝

材料：灵芝 8 克，银耳 6.5 克，冰糖 25 克。

做法：将灵芝、银耳洗净，用小火炖 2～3 小时，至银耳熬成稠汁，取出灵芝残渣，分 3 次服用。

功效：适合咳嗽、失眠多梦、心神不安的人。

柚皮灵芝饮

材料：柚子皮 1 整只，灵芝 15g，冰糖、蜂蜜适量。

做法：整只柚子洗净，剥下柚子皮。将柚子皮放入清水中，同时放入灵芝。水开后，中小火再煮 20 分钟即可。可以在关火前 5 分钟放入适量的冰糖，或者在喝的时候加入适量蜂蜜。

凤爪灵芝养颜汤

材料：鸡爪 5～10 个，灵芝 15g，花生适量，生姜 3 片，大枣 3～5 颗，料酒，盐适量。

做法

1. 生姜、大枣、花生洗净沥干水分。

2. 鸡爪洗净剪去爪尖，用刀劈开，放入开水里，加入生姜、料酒汆烫 2～3 分钟，捞出洗净血水。

3. 所有材料放入慢炖锅，一次性加入足量的开水，大火煲开，转小火煲 2～3 小时以上。

4. 食用前加入适量盐调味即可。

木耳灵芝药膳面线

材料：灵芝 10 克，黑木耳适量，面线 2 把，腐竹适量，青菜适量，生姜片 3 片，枸杞子 10 克，大枣 6 颗。

做法

1. 取灵芝加入 1 000 毫升水，煮 30 分钟，捞起备用。

2. 洗净青菜、枸杞子及大枣，腐竹泡水，黑木耳煮软切丝，生姜切片，面线煮熟。

3. 待汤头熬好，加入腐竹、黑木耳、生姜片，待材料熟透后，加入青菜、枸杞子、大枣，并以适量盐调味。

4. 将汤料倒入已煮熟的面线中，淋香油即可食用。

新浙八味之西红花

一、西红花简介

西红花，味甘，性平。归心、肝经。可活血化瘀、凉血解毒、解郁安神。用于经闭癥瘕、产后瘀阻、温毒发斑、忧郁痞闷、惊悸发狂。

清代医学家吴尚先（名樽，原名安业，字尚先，又字师机，晚号潜玉居士、潜玉老人），钱塘（今浙江杭州）人，他所著的《理瀹骈文》中有西红花药用记载，主治月经不调、痛经、经闭，产后恶露不行，腹中包块疼痛，跌扑损伤，忧郁痞闷，惊悸，温病发斑，麻疹。

二、西红花药膳

红花焖银鱼

材料：银鳕鱼，大枣，番茄酱，黄油，淀粉，西红花，盐、味精、白糖、醋各适量。

做法

1. 用番茄酱、黄油熬成红焖汁。

2. 银鳕鱼改刀成块状，滑油，放入石锅中，加入西红花、大枣及上述酱料，倒入熬好的红焖汁，小火焖 15 分钟，起锅装盘即成。

红花五味气血茶

材料：大枣 1 颗，生姜 2 片，菊花 5 朵，枸杞子 8 粒，西红花 9 丝，冰糖少许，开水 1 杯。

做法

1. 大枣表面切一刀或者去核。

2. 生姜去皮切片。

3. 上述材料一起倒入开水冲泡，等待 5 分钟左右汤色金黄即可。

4. 可以放在随身携带的瓶里，更适合上班族饮用。

西红花烩萝卜

材料：萝卜，西红花，精盐，味精。

做法

1. 萝卜去皮煮熟，用酱油将表面上色，入六成油温油锅中微炸。

2. 萝卜切片，摆盘，灌入咸鲜味汁上笼蒸至粑软，扣盘。

3. 少量余油将生姜、葱炒香加汤煮沸，取出生姜、葱，放入西红花，调味、勾芡，均匀淋于盘中即可。

红花蒸水蛋

材料：鸡蛋 2 只，温水与鸡蛋的液体量相同，盐少许，西红花少许，高汤少许，淀粉适量。

做法

1. 鸡蛋打散，并加入少量盐调味。

2. 在鸡蛋液中加入等量的温水，搅拌均匀。

3. 把蛋液过滤到蒸蛋碗中。

4. 凉水上锅，待水开后蒸 10 分钟左右（时间根据鸡蛋的量和火力来调节）。

5. 蒸蛋时，另起一口锅，加鸡汤煮沸。放入西红花，略煮。

6. 在鸡汤中加少许盐调味、勾芡，淋在蒸好的蛋羹上即可。

第四章

当代浙派名膳

药膳发源于我国传统的饮食和中医食疗文化，将中药与某些具有药用价值的食物相配，寓医于食，采用我国独特的饮食烹调技术和现代科学方法制作成美食。药借食力，食助药威，相辅相成，相得益彰；既具有较高的营养价值，又可防病治病、保健强身、延年益寿。目前，由浙江省中药材产业协会、浙江省中医药学会、浙江省营养学会等共同举办的"浙江省十大药膳"评选活动已举办三届，这不仅可以更好地宣传中医文化及中医养生理念，而且可以展示浙江的风土人情。本章参考浙江省中医药学会对三届"浙江省十大药膳"获奖作品的介绍，将部分获选药膳介绍如下。

米面食类

茯苓馒头

馒头是中国传统主食，根据不同地区人民的生活环境及饮食习惯有各种演变及改良。磐安药膳协会依据磐安千年药乡的种植及生活习惯，演绎出一道特色药膳——茯苓馒头。茯苓馒头是第二届"浙江省十大药膳"之一。

材料：面粉250克，茯苓10克，山药10克，白糖2克，奶粉2克，水100克，白药5克。（白药：块根圆柱形，较平滑，质地坚硬难以折断，断面乳白色，具有粉性）

配伍依据

茯苓：利水渗湿、健脾宁心。用于水肿尿少、痰饮眩悸、脾虚食少、便溏泄泻、心神不安、惊悸失眠。

山药：补脾养胃、生津益肺、补肾涩精。用于脾虚食少、久泻不止、肺虚喘咳、肾虚遗精、带下、尿频、虚热消渴。麸炒山药补脾健胃。用于脾虚食少、泄泻便溏、白带过多。

做法

1. 白药制作酵液，加水溶解白糖、奶粉。

2. 将面粉、茯苓、山药、酵母液及白糖水共同放入搅拌机中。

3. 压揉面粉 30 分钟，静止醒发约 1 小时，手工制作馒头胚，恒温、恒湿再醒发 1 小时。

4. 上气蒸 25 分钟即可。

功效：健脾、和胃、祛湿。

适用人群：一般人群均可食用，尤适于脾胃虚弱者（肢体倦怠、食少纳呆、大便溏薄）。糖尿病患者不宜食用。

菜肴类

包氏羊肉

包氏羊肉是第二届"浙江省十大药膳"之一。关于包氏羊肉有一典故：相传包公常年为案件奔波，操劳过度，患上了虚寒之症，畏寒乏力。一老翁听闻此事，专门为其制作了一道药膳，以慰其身心操劳。包公尝之，顿感身心舒畅，叹其味美。遂问是何食物？老翁道，由多种药材和羊肉同炖而成。此后，包公时常食用，身体较前更加强健。于是，大家将这道羊肉药膳称之为"包氏羊肉"。包拯后人包建华在这个故事的启发下，以《金匮要略》中的当归生姜羊肉汤方为基础方，并加以改良，取龙泉优质山羊，配以本地老姜，以及上乘药材当归、肉桂、花椒，再辅以家酿黄酒、红糖等，大锅慢焖而成羊肉药膳，用于冬令养生尤为适宜。

材料：龙泉山羊肉约 2 500 克，老姜 250 克，当归 20 克，肉桂 20 克，花椒 20 克，黄酒 500 毫升，义乌红糖 50 克，山茶油 150 毫升，食盐与酱油适量。

配伍依据

羊肉：味苦，气膻，入肝经、脾经，温肝脾而扶阳，止疼痛而缓急，具有补肝明目、温补脾胃、补血温经的作用，可用于妇女、老人气血不足，身体羸弱，病后体虚，畏寒，腰膝酸软冷痛等。

当归：性味甘、辛、温，归肝经、心经、脾经，具有补血活血、调经止痛、润肠通便的功效，常用于血虚萎黄、眩晕心悸、月经不调、经闭痛经、虚寒腹痛、风湿痹痛、血虚肠燥便秘。

生姜：性微温，味辛，归肺经、脾经、胃经，具有解表散寒、温中止呕、化痰止咳的功效，常用于风寒感冒、脾胃虚寒、胃寒呕吐、寒痰咳嗽等寒证。

做法

1. 山羊去毛洗净，切块。

2. 山茶油倒入锅内熬熟。生姜下锅，翻炒，随后倒入切好的羊肉，加肉桂、花椒、红糖、黄酒，多次翻动搅拌均匀，大火烧开转文火烧至 1 小时左右。

3. 将当归、盐、酱油加入，再焖 30 分钟后起锅。

功效：温中补虚。

适合人群：适用于体质虚寒人群，如冬季怕冷、产后体虚、女性宫寒等。此药膳不适用于阴虚火旺、湿热体质者，有外感疾病、积食等人群也不适用。

黄金鱼头

千岛湖，为新安江水库，有"天下第一秀水"之称，其水质优异居中国大江大湖之首。好水出好鱼，千岛湖的鱼均为野生饲养，具有品质纯正、味道鲜美、无泥腥味、蛋白质高的特点。黄金鱼头是第二届"浙江省十大药膳"之一，这道药膳选用千岛湖有机鳙鱼头，配伍补气养阴的黄精，相得益彰。

材料：有机鳙鱼 1 条约 4 000 克，干黄精 50 克，枸杞 3 克，南瓜 100 克，娃菜 5 朵，鱼丸数颗，生姜 10 克，盐、白酒少许。

配伍依据

鳙鱼：性温味甘，可暖胃益人。

南瓜：性温味甘，可补中益气。

黄精：性平味甘，归脾经、肺经、肾经，具有补气养阴、健脾、润肺、益肾的功效，常用于体倦乏力、口干食少、肺虚燥咳、劳嗽咯血、腰膝酸软、须发早白、内热消渴。

做法

1. 将有机活鳙鱼宰杀，取鱼头洗净备用，南瓜蒸熟捣泥待用，干黄精泡发，切成小颗粒待用。

2. 鱼身洗净，刮取鱼肉茸，1:1的比例加水，搅拌至黏稠状，加入黄精颗粒混匀，捏出鱼丸，上锅蒸1小时，备用。

3. 锅中加入清水，大火烧开后放入鱼头，加入生姜、白酒少许，大火炖制汤汁呈乳白色，改用小火炖制。

4. 待汤汁浓稠时，加入娃菜、枸杞子，将南瓜泥放入细漏中使汤汁呈金黄色，加入鱼丸盐，即可起锅。

功效：补虚养阴。

适合人群：适合一般人群，不适合外感疾病、积食以及湿热、痰湿体质者。

天麻炖鱼头

天麻炖鱼头是第三届"浙江省十大药膳"之一，鱼头选用的是浙江千岛湖的新鲜鳙鱼。作为我国的四大家鱼之一，鳙鱼的食用已有上千年的历史。

材料：天麻片25克，枸杞子10克，茯苓片10克，水发黑木耳50克，小青菜50克，鳙鱼头1个（大约500克），生姜、葱、酒、米汁水、清汤适量。

做法：将天麻片、茯苓片入米汁水中浸泡4~6小时，放米饭上蒸熟。鱼头入油锅煎至两面色黄，入天麻片、茯苓片、枸杞子、水发黑木耳、小青菜，一起至瓷盆内加生姜、葱、酒、清汤，蒸40分钟即成。

功能：平肝潜阳。

适用人群：用于高血压同时有高脂血症者。

备注：低血压人群禁用。

石斛嫩汁豆腐

石斛嫩汁豆腐是第三届"浙江省十大药膳"获评名录里唯一的一道素食。《本草纲目》中说道："豆腐之法，始于汉淮南王刘安。凡黑豆、黄豆及白豆、泥豆、豌豆、绿豆之类，皆可为之。造法：水浸硙碎，滤去滓，煎成，以盐卤汁或山矾叶或酸浆、醋淀就釜收之。又有入缸内，以石膏末收者。大抵得咸、苦、酸、辛之物，皆可收敛尔。其面上凝结者，揭取晾干，名豆腐皮，入馔甚佳也。"豆腐的清淡在吸收了石斛的清香后，清热生津的效果倍增。

材料：黄豆300克，鲜鸡蛋清100克，鲜石斛汁5克，凉水适量，酱油、辣酱、葱花、咸菜末少许。

配伍依据

铁皮石斛：味甘，微寒。归胃经、肾经。具有益胃生津、滋阴清热的功效，常用于热病津伤、口干烦渴、胃阴不足、食少干呕、病后虚热不退、阴虚火旺、骨蒸劳热、目暗不明、筋骨痿软的患者。

豆腐：性味甘、咸、寒，具有宽中益气、和脾胃、消胀满、下大肠浊气、清热散血的功效，可用于脾胃虚弱、运化无力、阴虚火旺的患者。

做法

1. 将黄豆冲泡开后去除豆皮，用石磨磨浆后进行浆渣分离得到豆浆。

2. 将鸡蛋清、豆浆和铁皮石斛汁按比例混合均匀，放入蒸锅内加热5～10分钟后冷却至30℃以下，加入葡萄糖酸内酯，制成豆腐。

3. 豆腐单面煎，加调味汁用温火略收干汤汁，随喜好加入酱油、葱花等，装盘即可。

功效：清热润燥、养胃生津。

适合人群：适合一般人群食用；脾胃虚寒者不宜多食。

汤羹类

黄精临岐鸡

黄精临岐鸡是第三届"浙江省十大药膳"之一。在浙江临岐镇，农户常散养几只鸡，每日让鸡自己出门觅食，吃田地里的草和虫子长大。待鸡养到两年以后，生蛋能力下降，此时将其宰杀炖汤，肉质紧实，汤汁鲜美，配伍黄精、枸杞子，更有补益作用。炖鸡的过程需要6个小时以上，中途适量加水，避免烧干。

材料：土鸡1只（2年以上），黄精20克，枸杞子10克，盐适量。

配伍依据

土鸡：鸡肉具有补虚劳、安五脏的功效。土鸡较笼养鸡营养价值更高，补益作用更强。

黄精：性平味甘，归脾经、肺经、肾经，具有补气养阴、健脾、润肺、益肾的功效，常用于体倦乏力、口干食少、肺虚燥咳、劳嗽咯血、腰膝酸软、须发早白、内热消渴者。

枸杞：性平味甘，归肝经、肾经，具有滋补肝肾、益精明目的功效，常用于虚劳精亏、腰膝酸软、眩晕耳鸣、阳痿遗精、目昏不明者。

做法

1. 土鸡洗净，与枸杞子、黄精一起装入砂锅中。

2. 加入山泉水，小火炖煮，中途添水，加盐调味。

3. 炖煮6小时后出锅。

功效：补益脾肾、益气养阴。

适合人群：适合一般人群食用；不适合急性外感热病、食积者食用。

药乡肚包鸡

药乡肚包鸡是第三届"浙江省十大药膳"之一。这道药膳出自药材之乡——浙江磐安。《随息居饮食谱》记载猪肚（猪胃）："甘温。补胃，益气，充饥，退虚热，杀劳虫，止带浊遗精，散癥瘕积聚。肉厚者良。须治洁煨糜，颇有补益。"时珍曰："猪水畜而胃属土，故方药用之补虚，以胃治胃也"。黄芪、人参和当归等中药材与猪肚、土鸡一起煲制，不仅香味浓郁，而且可以益气补血。

材料：猪肚750克，土鸡1250克，黄芪20克，当归10克，人参10克，生姜、盐、花雕酒、面粉、食醋、水适量。

配伍依据

猪肚：味甘，性温，归脾经、胃经。具有补虚损、健脾胃的功效，常用于虚劳羸瘦、劳瘵咳嗽、脾虚食少、消渴便数、泄泻、水肿脚气、妇人赤白带下、小儿疳积等。

土鸡：鸡肉具有补虚劳、安五脏的功效。土鸡较笼养鸡营养价值更高，补益作用更强。

黄芪：性味甘，微温，归脾经、肺经，具有补气升阳、固表止汗、利水消肿、生津养血、行滞通痹、托毒排脓、敛疮生肌的功效。常用于气虚乏力、食少便溏、水肿尿少、中气下陷、久泻脱肛、便血崩漏、表虚自汗、半身不遂、痈疽难溃、久溃不敛者。

当归：性味甘、辛、温，归肝经、心经、脾经，具有补血活血、调经止痛、润肠通便的功效，常用于血虚萎黄、眩晕心悸、月经不调、经闭痛经、虚寒腹痛、风湿痹痛、血虚肠燥便秘者。

人参：性味甘，微苦，微温，归脾经、肺经、心经、肾经，具有大补元气、复脉固脱、补脾益肺、生津养血、安神益智的功效，常用于体虚欲脱、肢冷脉微、脾虚食少、肺虚喘咳、阳痿宫冷、心悸失眠者。

做法

1. 用面粉、盐、食醋将猪肚反复搓揉至表面黏液干净、清除油脂，土鸡清洗干净，汆水备用。

2. 黄芪、当归、人参用凉水洗净装入料包袋，将料包放进鸡肚内，再将整只鸡塞进猪肚里，用竹签固定猪肚开口，放入砂锅。

3. 锅内加生姜、花雕酒、水，用锡纸封住锅口后加盖，大火烧开后转小火慢炖 2.5 小时即可。

功效：健脾开胃、补气益血。

适合人群：适合脾胃虚弱、气血不足者食用；不适合阴虚火旺、食积、急性外感热病者食用。

黄芪当归牛筋汤

黄芪当归牛筋汤是第二届"浙江省十大药膳"之一，当归、黄芪均为常见的补血、补气的中药材，牛筋则具有强壮筋骨的功效，鸽子肉营养价值较高，古语有云"一鸽胜九鸡"，鸽肉常用于术后身体羸弱、年老体虚者。

材料：牛筋 250 克，鸽子 250 克，生姜 30 克，姬松茸 10 克，当归 5 克，黄芪 5 克，料酒 50 克，小葱 30 克，盐少许。

配伍依据

牛筋：《本草从新》记载牛膝"补肝强筋，益气力，续绝伤"，可以强壮筋骨，适用于虚劳羸弱、腰膝酸软、筋脉劳伤者。

鸽子肉：鸽肉不仅营养价值高，而且还具有一定的补益作用。《药性歌括四百味》言："白鸽肉平，解诸药毒。能除疥疮，味胜猪肉。"《冯氏锦囊秘录》记载"味咸，气平，禀水金之气，入肾入肺，为调精益气之需，兼肺主皮毛。甘寒能解诸毒，所以又主皮肤恶疮，及白癜疬疡风，并辟诸药毒也。"

当归、黄芪：当归甘、辛、温，具有补血活血、调经止痛、润肠通便的功效，黄芪甘，微温，具有补气升阳、固表止汗、利水消肿、生津养血、行滞通痹、托毒排脓、敛疮生肌的功效。两种药材合用，补益作用更为显著。

做法

1. 将牛筋放入清水中浸泡24小时，当归、姬松茸放入清水中浸泡1小时。

2. 将牛筋、鸽子、当归、黄芪、姬松茸清洗干净。

3. 将浸泡好的牛筋，切成大小均匀的段。

4. 鸽子改刀切成大小均匀的块。

5. 将切好的牛筋和鸽子，分别进行焯水。

6. 将牛筋、鸽子、当归、黄芪、姬松茸等放入容器中，加入水、小葱、生姜、料酒、盐，大火烧开后加盖转小火，慢炖6小时。

功效：补气活血，强壮筋骨。

适合人群：适用于体质虚弱的人群。

芝斛太极羹养生盅

芝斛太极羹养生盅是第二届"浙江省十大药膳"之一，灵芝和石斛均为新"浙八味"，且都有"仙草"之美誉。灵芝是一种功能性药食同源的多用途真菌，有扶正固本、延年益寿的功效；石斛味甘，微寒，归胃经、肾经，具有益胃生津、滋阴清热的功效。这道药膳将嫩绿的石斛羹与棕褐的灵芝羹盛放于太极造型的盘子中，不仅清淡可口，且蕴含中医文化及养生文化。再另做一份放入灵芝片、胎菊、枸杞的排骨汤，既可单独食羹，又可将羹与排骨汤相混合，清雅可口，润而不腻。

材料：猪仔排 500 克，灵芝粉 10 克，鲜铁皮石斛汁 30 克，灵芝片 10 克，枸杞 10 克，胎菊 5 克，冰糖 30 克，盐少许，水、淀粉适量。

做法

1. 将冰糖加水后烧开，淋入水淀粉勾芡，取鲜铁皮石斛榨出的纯汁，倒入锅中搅拌均匀成石斛羹。

2. 将冰糖加水后烧开，淋入水淀粉勾芡，再将灵芝粉用冷开水泡好，倒入锅中搅拌均匀。

3. 将灵芝羹和铁皮石斛羹分开盛放于太极图形的瓷盘中。

4. 将锅中加水烧开，排骨放入去血水，1 分钟后捞起，用清水洗净后放入炖盅，并加入灵芝片、胎菊、枸杞、水。

5. 将锅内加水适量，再将炖盅放入锅中，盖上炖盅盖和锅盖，烹饪约 30 分钟，开盖加入适量的盐调味，然后取瓷盅分装成 10 小份。

功效：益胃生津，扶正固本。

适合人群：此药膳清补与温养结合，适用于一般人群。

糕点类

羊蹄甲鱼冻

羊蹄甲鱼冻是首批"浙江省十大药膳"之一。传说吕洞宾曾至浙江中部的大盘山采药，采药途中见一樵夫将有剧毒的"蛇跌鳖"装入袋中，吕洞宾提醒樵夫此物剧毒，樵夫却不以为意，称此物与羊蹄、薤葱共煮不仅美味，还有强筋壮骨的功效，吕洞宾顿悟薤葱可以解百毒。羊蹄甲鱼冻从此就成了大盘山的一道药膳。

材料：甲鱼 1 只，等量浙江湖羊带皮羊蹄 1 段，洗净、切块、过水、漂净；大枣 10～20 颗，生姜若干切片。

制作方法：上述材料一起放入炖锅内，加适量水，注意无需加其他调味品。炖煮 10 小时以上，取出甲、骨、枣核及皮、生姜片，继续捣碎至糊状，放入盛器内凉透，成胶冻状。

服用方法：每天取胶冻适量，加温烊化，空腹食用，1 周服完。每年冬季可连续加工 2～3 次。

功效：甲鱼肉滋阴，羊蹄助阳；配上大枣养血，生姜散寒。补虚益中，阴阳相济。

适宜人群：适合虚弱体质者，冬季尤为适宜。

浙派

中医药膳精要

55检